"이 책은 중독성이 있다! 처음부터 끝까지 독파하기 전에는 책을 손에서 놓지 못할 것이다. 그러고도 처음부터 다시 읽고 싶어질 것이다. 똑똑한 일반인이라면 이 책에 들어 있는 풍부한 정보만으로도 눈이 번쩍 뜨일 것이고, 보건 분야 종사자라면 이 책에서 수많은 최신 정보를 얻을 수 있을 것이다."

마렉 글레저먼 박사 | 국제 성차의학회 전前 회장

"앨리슨 맥그리거는 여성들만의 독특한 건강 문제를 설득력 있고 훌륭하게 다룬다. 남녀의 신체 조직은 모든 면에서 크게 다르다. 심지어 똑같은 유전자라도 발현되는 방식이 다를 정도다. 응급의학 전문가인 저자는 질병이 여성에게 나타나는 양상에 대한 깊고 풍부한 지식으로 신속하고 정확한 진단 및 치료를 가능하게 해준다. 성차의학에서 그녀는 강력한 힘을 발휘한다."

마리앤 J. 리가토 박사 | 컬럼비아 대학교 임상의학 명예교수

"맥그리거 박사는 이 나라의 여성 건강에 경종을 울린다. 증거를 바탕으로 한 이 훌륭한 책은 여성 건강이 아직 유아기에 머물러 있으며, 여성들이 최고의 치료를 받게 되려면 상당한 연구가 필요하다는 점을 보여준다. 이 나라에서 승인된 의약품 대부분의 임상시험 단계에서 남녀에게 똑같은 약효가 나타나는지 확인하기 위해 여성을 충분히 참가시키지 않았다는 사실은 수많은 걱정스러운 연구 결과 중 하나일 뿐이다. 이 책은 이 분야에 할 일이 아주 많다는 것(우리가 생각했던 것보다 훨씬 더 많다), 행동에 나서라는 외침이 우리의 원동력이 되어줄 수 있다는 것을 보여준다. 가독성이 뛰어난 만큼, 의료 전문가와 일반인 모두가 이 책에 찬사를 보낼 것이다. 이 책이 제공해 주는 기준과 목표 덕분에 우리가 궁극적으로 여성 건강을 변화시킬 수 있게 될 것이라고 생각하면 기분이 짜릿하다."

주디 리젠스타이너 박사 | 콜로라도 대학교 여성건강 연구센터 소장

"맥그리거 박사는 미국 여성, 특히 유색인종 여성이 매번 부족할 뿐만 아니라 때로는 심지어 해롭기까지 한 치료를 받는다는 사실을 분명하고 강력하게 보여준다. 또한 어쩌면 심각한 결과를 낳을 수도 있는 증상 앞에서 의사들이 여성의 증상을 무시하는 듯한 태도를 취할 때, 그 태도를 정당화하는 데 여성에 대한 문화적 고정관념을 어떻게 이용하는지도 설명한다. 여기서 한 걸음 더 나아가, 증상을 무시하는 의사의 태도를 꿰뚫을 수 있는 방법을 독자에게 제시하며, 필요하다면 다른 의사를 찾아보라고 격려한다."

몰리 칸스 박사 | 위스콘신 매디슨 대학교 의학과, 정신의학과,
산업 및 시스템공학과 버지니아 밸리안 교수, 여성건강 연구센터 소장,
과학 및 공학의 여성 리더십 연구소 공동소장

"나는 성차의학 분야에서 앨리슨 맥그리거와 함께 선두에 서서 일했다. 이 책을 쓴 그녀에게 찬사를 보낸다."

C. 노엘 베어리 머즈 박사 | 시더스 사이나이 병원, 바브라 스트라이샌드 여성 심장센터 소장

"맥그리거 박사는 의료계 최전선에서, 여성들을 제대로 돌보지 못하는 현실을 대담하게 고발한다. 궁극적으로 우리에게 희망을 주는 이 책에는 남성 위주로 구축된 의료 시스템에서 환자 개개인이 행동으로 옮길 수 있는 조언들과 혁명적이고 집단적인 변화가 필요하다는 다급한 외침이 함께 들어 있다."

마야 뒤센베리, 『의사는 왜 여자의 말을 믿지 않는가 Doing Harm』의 저자

"편견이 존재하는 의료 시스템과 맞닥뜨려야 하는 모든 여성의 필독서. 여성의 통증과 증상이 낮잡아 보이는 것 같다고 항상 의심하던 사람들에게 무기를 들라고 외치는 이 책은, 더 나은 치료를 받는 데 실질적으로 도움이 되는 제안들도 제시한다."

마이아 샬라비츠 | 『망가지지 않은 뇌 Unbroken Brain』의 저자

"많은 연구를 바탕으로 매혹적인 통찰력을 보여주는 이 책은 여성건강의 개가다. 맥그리거 박사는 의학계에 존재하는 성별 편견, 인종 편견, 경제적 편견을 폭로하고, 마땅히 밝은 빛을 받아야 하는 곳, 즉 환자 개개인에게 조명을 돌린다."

웬디 S. 클라인 박사 | 건강여단 의학부장, VCU 여성건강 연구소 공동설립자

"이 신간에서 많은 것을 배웠다. 통찰력과 지혜를 준 맥그리거 박사에게 감사한다. 그녀의 이야기를 널리 퍼뜨려야 한다. 성차는 난소와 고환에만 국한되지 않는다!"

레너드 삭스 박사 | 『남자 아이 여자 아이Why Gender Matters』의 저자

"대단히 박식하고, 읽기 쉽고, 영감을 주는 책이다. 여성들에 대한 연구와 진단이 부족한 현실에 대해 정확히 배울 수 있다. 의대와 연구기금 모금 기관에게 지금보다 더 열심히 하라고 우리 모두 목소리를 높여야 한다. 우리 모두 성차의학 연구를 지지해야 궁극적으로 의사에게서 올바른 치료를 받을 수 있다!"

론다 슈빙거 박사 | 스탠퍼드 대학교 교수 겸 성차 이노베이션 프로그램 소장

"의학이 어떻게 오랫동안 남성을 왜곡하고 여성에게 해를 입혔는지 보여준 맥그리거는 찬사를 받을 만하다. 특히 암묵적인 편견, 유색인종 여성들을 대하는 태도, 트랜스젠더 관련 이슈를 다룬 부분들이 정확하다. 저자는 책의 끝부분에 할 일 목록, 여성들이 의료진에게 물어볼 수 있는 질문, 이런 이슈들에 대한 의식을 높이는 운동 제안 등을 제시해두었다. 의료 전문가들의 교육, 연구, 진료에 성차 이슈를 반드시 포함시키는 데 훌륭한 도구가 될 것이다."

《커커스 리뷰》

여자에게도
최고의 의학이
필요하다

남성 중심적인 현대 의학은
여성의 건강을 어떻게 위협하고 있으며,
지금 우리는 무엇을 해야 하는가

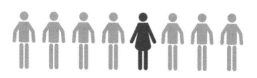

SEX MATTERS

여자에게도
최고의 의학이
필요하다

앨리슨 맥그리거 지음 | 김승욱 옮김

지식서가

기쁘게도 내가 보살필 수 있었던 모든 여성,
자신의 질병에 대해 내게 가르침과 통찰력을 준 모든 여성,

이해 부족에서부터 자기 성찰에 대한 의문 제기까지,
거부당한 듯한 느낌을 갖게 하는 끝없는 검사까지
우리의 의료 시스템 속에서 그 모든 일을 겪으면서도
굴하지 않는 모습을 내게 보여준 모든 여성에게

이 책을 바친다.

그리고

내 어머니와 자매에게도 무한한 사랑과 감사를
함께 바친다. 의학을 공부하며 나는 이 두 사람이
우리 의료 시스템을 겪는 모습을 외부인으로서 지켜보았다.
그 덕분에 나는 전체를 온전히 볼 수 있었다.

뉴햄프셔 대학교의 의대 예과 시절 나는 내 전공과 직접적으로 관련되지 않은(최소한 당시 내가 보기에 관련되지 않은 것 같았던) 선택과목을 딱 하나만 수강했다. 바로 여성학 강의였다. 다른 여자들과 둘러앉아서 각자 개인적으로, 또는 여자라는 집단으로서 직면한 젠더 관련 문제들과 여성의 사회적 역사에 대해 이야기하는 것이 즐거웠다. 이 강의에서 나는 많은 깨달음과 의욕을 얻었다. 그 학기가 끝난 뒤 열띤 토론 대신 다시 생물학 실험실에서 시간을 보내게 되었을 때는 대학 시절의 밝은 불꽃 하나가 꺼진 것 같은 기분이었다.

당시에는 몰랐지만 그때 그 강의를 들으며 내 안에서 불꽃을 일으켰던 많은 질문들, 즉 성별과 젠더와 여성들의 경험에 대한 의문은 내가 의사로서 걸어온 길에 깊은 영향을 미쳤다.

보스턴 대학 의대를 마친 뒤 나는 고향인 로드아일랜드 프로비던스의 브라운 대학에서 레지던트 과정을 마쳤다. 그 뒤에도 계속 이 학교에 남아 일하고 싶었다. 브라운 대학은 연구 중심 기관이었으므로, 이곳에서 장기적인 자리에 지원하려면 연구 주제를 선택해야 했다. 그래서 가만히 앉아 생각해 보니, 내가 원하는 길은 딱 하나, 여성들의 삶과 건강에 기여하는 길뿐이었다. 나는 여성의 몸에 대해, 그리고 그 몸이 현대 의학, 특히 응급의학과 어떤 영향을 주고받는지에 대해 알고 싶었다.

당시 생물학적 성별과 젠더에 대한 연구는 아예 존재하지도 않았다. 여성 건강을 연구하기로 한 나의 결정은 나의 여성주의 신념과 개인 철학을 인정하고, 여성문제에 대한 나의 열정에 계속 불을 지필 수 있는 방법으로 여겨졌다.

그때 내가 뛰어든 바다가 얼마나 깊은지, 여성들만의 독특한 건강 문제를 의학계 주류로 끌어들이기 위해 얼마나 많은 도전과 맞서야 하는지는 짐작도 하지 못했다.

내가 지도교수들에게 여성 건강과 관련된 분야를 연구하고 싶다고 말하면 즉각적으로 돌아오는 대답은 이거였다. "아, 산부인과를 전공하고 싶다고?"

"아뇨. 여성 건강 전체를 연구하고 싶어요. 그러니까, 여성들의 전체적인 건강 말이에요."

아무도 내 말을 알아듣는 것 같지 않았다. 기존 의학계가 어떻게 돌아가고 있는지를 짐작하게 해준 첫 번째 단서였다.

앞으로 이 책에서 여러분에게 들려줄 나의 경험에 따르면, '여성 건강'이라는 말에는 단순한 골반 내진과 유방촬영보다 훨씬 더 큰 의미가 있다. 여자와 남자는 DNA 단계에서부터 시작해서 모든 면에서 서로 다르다. 오로지 생식기만을 기준으로 남녀를 구분하는 의학적 관행은 지나치게 단순할 뿐만 아니라, 아주 커다란 문제를 안고 있음이 드러나고 있다. 그러나 남성 중심의 의학 모델이 보건 관련 체계, 절차, 철학에 너무나 깊숙이 배어 있어서 그런 모델이 존재하는지조차 모르는 사람이 아주 많다. 대부분의 사람들은 남녀의 차이가 이미 의학에 반영되어 있을 것이라고 간단히 생각해 버리지만, 이것만큼 진실과 거리가 먼 믿음도 없다.

나는 이 주제에 대한 연구와 열정 덕분에 의학 혁명의 최전선에 서게 되었다. 연구자, 교육자, 연사, 의사로서 이 최첨단 분야를 연구하는 나와 동료들의 임무는 여성 건강에 관해 새로 밝혀지는 정보를 주류 의학계의 문화에 통합시키는 것이다. 우리는 여성과 여성의 독특한 몸을 대체로 무시하고, 주변부로 밀어내고, 의미를 축소하는 체제 속에서 그들을 대변한다. 우리는 전례가 없는 방식으로 여성들을 위해 굳건히 맞서는 여자들이다(좋은 남자들도 몇 명 우리와 함께한다).

변화의 첫 단계는 인식

성차의학性差醫學 전문가로서 전국적으로 알려진 나는 모든 의학 분야에 존재하는 남녀 간의 보건 격차에 대한 의식을 연구하고 사람들에게 알리는 것을 평생의 목표로 삼았다. 도시의 외상센터 응급의학과에서 환자를 보면서 감기부터 교통사고까지, 두통부터 심장발작까지, 골절부터 약물남용까지 온갖 문제를 다루는 '본업' 외에 내게는 다른 직함이 몇 개 더 있다. 우선 브라운 대학교 앨퍼트 의대에서 성차 응급의학을 다루는 첫 프로그램 담당 과장이자, '성차에 따른 여성 건강 공동 프로젝트'의 공동 설립자다. 또한 전국의 의료 기관에서 인기 있는 객원교수이자 병례病例 검토회 연사이기도 하다. 로라 부시 여성 건강 연구소, 바브라 스트라이샌드 여성 심장 센터, 미국 항공우주국, 여성 건강 연구회, 성차 연구기구, 브라운 대학교 의학 및 과학 분야 여성국 등 여러 단체의 중요 발언자 역할도 하고 있다. 생물학적 성별과 젠더라는 주제에 대해 많은 과학 전문지에 단독 저자 또는 공동 저자로 논문을 70편 넘게 발표했으며, 의학 교과서인 『급성 환자 치료의 성차의학Sex and Gender in Acute Care Medicine』 집필에도 수석 편집자로 참여하고 있다.

나는 의대생과 관련 전문가 교육, 연구 가이드라인과 약품 처방 기준 변경 주장, 성차 관련 연구 실시 등 주로 의학계 내부에서 활동하고 있지만, 체제 내부로부터의 변화는 투쟁의 반쪽에 불과하다. 나머지 반쪽은 매일 이런 체제의 영향을 받고 있는 여성들을 교육하는 것이다. 내가 TEDx에서 '의술이 여성에게 위험한 부작용을 자주 일으키는 이유'라는 제목으로 강연한 것도 이 책에서 다룬 이슈들을 전 세계 여성에게 알리기 위해서였다.

성차의학 분야의 이슈들에 대해 이야기할 때마다 여성들은 의료 시스템이 그들의 문제를 무시하거나, 축소하거나, 전혀 해결해 주지 못했다고 이야기한다. 여성들을 치료하는 의사나 의료 관계자가 의도적으로 이런 문제를 일으키는 것은 아니겠지만, 그래도 이런 상황을 그냥 받아들일 수는 없다.

이 책의 사용법

이 책을 읽으면서 여러분이 계시를 받은 것 같은 기분을 느끼거나 심지어 충격을 받을 수도 있지만, 이 책을 쓴 나의 목적은 단순한 폭로가 아니다.

궁극적으로 정보는 행동의 기반이 될 수 있을 때 더 유용하다. 현대 의료 시스템에서 여성들이 직면한 문제를 알아보기만 하는 것만으로는, 심지어 우리의 분노와 배신감을 소리 내어 표출한다 하더라도, 충분하지 않다. 우리는 항상 이런 의문을 품어야 한다. "이 문제에 대해 우리가 무엇을 할 수 있을까?"

이 책의 목적은 정보와 처방을 모두 제공하는 것이다. 여러분이 마지막 페이지를 넘길 때쯤이면 남성 중심 의학이 포괄적인 측면과 구체적인 측면에서 모두 여성에게 어떤 영향을 미치는지뿐만 아니라, 독자 여러분이 개인적인 위험 요소를 줄이고 인근 병원에서부터 변화를 일으키기 위해 당장 정확히 어떤 조치를 취해야 하는지도 알 수 있게 된다면 좋겠다.

이 책 1부에서 우리는 남성 중심 의학을 넓은 시야에서 살펴볼 것이다. 어떻게 이런 의학이 확립되었는지, 실제로 어떻게 작용하는지, 여성의 생리학적 차이에 대한 인식 부족이 미국과 전 세계에서 여성 건강을 어떻게 위험에 빠뜨리고 있는지 등등.

2부에서는 전국의 수많은 여성들에게 영향을 미치는 구체적인 질병의 패턴과 보건 분야를 살펴볼 것이다. 여기에는 심장발작, 뇌졸중, 통증장애, 통증관리, 의약품 등이 포함된다. 2부에서는 또한 젠더, 인종, 민족, 종교와 관련된 여러 문제와 편견이 치료 방법과 그 결과에 어떤 영향을 미치는지뿐만 아니라, 여성의 호르몬과 생화학적 특징이 건강과 관련해서 어떤 역할을 하는지도 살펴볼 것이다.

3부는 행동을 위한 처방전이다! 의학계의 풍경이 좋은 쪽으로 바뀌고 있다는 점을 살펴보고, 여러분 각자가 자신의 건강을 위해 기존 자원을 활용해서 더 적극적으로 나서는 법을 알아볼 것이다. 10장에서는 여러분이 스스로 문제를 조사할 때 도움이 될 자료들과 원하는 정보를 얻기 위해 의료인들에게 던질 수 있는 구체적인 질문들을 제시할 예정이다.

이 책을 선택함으로써 여러분은 변화를 추구하는 운동의 일원이 되었다. 현대 의학이 여성과 여성의 몸을 어떻게 대하는지 현실을 알아보겠다고 스스로 선택한 것이다. 이 책에서 나는 여러분이 새로 얻게 된 지식과 의식을 행동으로 전환하는 데 필요한 도구를 계속 제공할 것이다. 그런 행동은 여러분 자신과 다른 많은 여성들을 위한 것이다.

환자이자 여성으로서 여러분은 목소리를 낼 수 있다. 중요한 역할을 할 수 있는 목소리다. 이 책에서 여러분은 의료계의 현실에 맞서 효과적으로 목소리를 내는 데 필요한 장비를 얻을 것이다. 어떤 질문을 던져야 하는지, 어떤 함정을 경계해야 하는지, 요구하거나 피해야 하는 검사가 무엇인지, 여러분이 받아 마땅한 의료 서비스를 받기 위해 어떤 자원을 동원해야 하는지 알게 될 것이다. 자신의 건강을 돌보는 의료인들과 사실상 더 동등한 위치에 설 수 있다는 뜻이다.

이제 이 페이지를 넘기면 현재의 의료 시스템에서 여성 건강이 어떤 위치에 있는지 알아보기 위한 여행이 시작된다. 여행 중에 새로운 지식을 얻고 놀라는 사람도 있을 것이고, 몹시 괴로워하는 사람도 많을 것이다. 하지만 여행이 끝날 때쯤이면 여러분 자신의 건강뿐만 아니라 모든 여성의 건강을 위해 목소리를 낼 수 있을 만큼 힘과 지식이 생겼다는 기분을 느낄 수 있기를 바란다.

이제 여행을 떠날 준비가 되었는가?

일러두기

- 본문 중 고딕체는 원문에서 저자가 이탤릭체로 강조한 내용이다.
- 맞춤법과 띄어쓰기는 한글 맞춤법과 외래어 표기법에 따랐다.

1부

어떻게 지금에
이르렀을까

SEX MATTERS

1장

현대 의학은
남성 중심 의학이다

나는 그날을 영원히 잊지 못할 것이다. 서른두 살의 여성이 심장발작을 일으켰는데도 내가 일하던 응급실에서 하마터면 그냥 걸어 나갈 뻔한 날.

응급의학에서 위험 요소를 평가해 환자를 분류하는 데에는 많은 알고리듬이 사용된다. 응급실로 들어오는 사람이 모두 죽음의 문턱에 있는 것은 아니므로, 우리는 가장 다급한 환자를 가장 먼저 살핀다. 예를 들어, 질식이나 자상은 정체를 알 수 없는 통증이나 '그냥 몸이 좀 안 좋은 것 같다'는 느낌보다 우선적으로 다뤄진다.

이런 위험 평가는 이론적으로 일리가 있고, 실제로도 상당히 잘 작동하는 편이다. 그러나 이렇게 누구나 분명히 알 수 있는 사례들을 치료하고 나면, 그다음에는 거대한 회색 지대가 있다. 언뜻 당장 위험해 보이지 않는 환자들을 가려내는 우리의 정교한 (그리고 대개 주관적인) 기준은 불행히도 결코 완벽하지 않다. 특히 환자가 여성인 경우가 그렇다.

여성은 단순히 겉으로 드러난 증상뿐만 아니라 여러 면에서 남성과 다르다. 내가 매일 환자를 보고 학생을 가르치는 병원만큼 그 사실이 뚜렷이 드러나는 곳은 없다.

예를 들어, 우리가 환자를 분류할 때 바탕으로 삼는 연구 결과는 '에스트로겐의 보호 효과(혈중 에스트로겐 수치가 폐경 이전의 여성에게서 산화스트레스, 부정맥, 섬유증 같은 전통적인 위험 요인을 감소시키거나 완화한다는 뜻)' 같은 것을 인용한다. 폐경 이전의 여성에게서 급성 심장 이상이 나타날 가능성은 통계적으로 매우 낮다는 말도 있다. 그래서 젊은 여성이 응급실을 찾아와 "심장발작이 일어난 것 같아요"라고 말하더라도 아주 구체적이고 분명한 증상이 없다면 대부분의 의사들은 즉시 심장발작이 아닌 다른 원인을 찾으려 한다.

그날 내가 만난 젊은 여성 줄리는 평소 다니던 1차 병원에서 여러 차례 진료를 받고, 48시간 동안 적어도 두 명의 의사를 더 만나본 뒤 우리 응급실에 들어왔다. 가슴 부위가 불편하고 숨이 가쁜 것이 그녀의 증상이었는데, 그녀가 흥분할수록 증상이 눈에 띄게 악화되었다.

당시 중환자 구역에서 일하던 나는 그녀를 보는 순간 속으로 이런 생각을 했다. '상태가 좋지 않은데.' 문제가 아주 심각할 것 같다는 육감이 들었다.

줄리가 그때까지 찾아갔던 의사들은 비만으로 인해 심장이 스트레스를 받은 데다가 불안이 겹쳐져서 그런 증상이 나타난 것으로 보았다. 그녀가 자신의 증상을 모호하게 설명했고, 수년 전 불안증 진단을 받은 적이 있으며, 나이도 젊기 때문에 의사들이 아주 단순한 결론을 내린 것이다. 공황발작을 일으켰는데 체중 때문에 문제가 복잡해졌다, 끝.

하지만 성차의학 전문가로서 나는 심근경색myocardial infarction, MI(일명 심장발작)을 비롯한 여러 심혈관계질환이 발병했을 때 여성이 남성과 다른 증세를 보이는 경우가 많다는 사실을 알고 있었다. 사실 여성의 심장질환 증상은 의학 문헌에서 흔히 '전형적이지 않다', '이례적이다'라고 표현된다. 남자에게는 왼팔을 타고 내려가는 통증, 가슴이 묵직해진 느낌 등 심장발작의 전형적인 증상이 나타나지만, 여성은 가벼운 통증과 불편한 느낌만 경험할 때가 많다. 여기에 피로감, 숨 가쁨, '뭔가가 이상하다'는 강렬한 느낌이 동반되기도 한다.

줄리는 아주 명랑했지만, 내 눈에는 그녀가 무서움에 떠는 것이 보였다. 그래서 차분하게 설명해 주었다. 지금 겪고 있는 증상이 어쩌면 다른 의사들이 말한 그대로일지도 모르지만, 정말로 이상이 없는지 확인하기 위해 심전도와 혈액검사를 해보면 더 안심할 수 있을 것 같다고.

검사 결과를 받아본 나는 숨을 삼켰다. 문제가 심각해 보였다. '이거 진짜로 심근경색일 수도 있겠는데.'

나는 즉시 심장전문의에게 연락했다. "이 여성 환자 MI인 것 같아요. 카테터실로 가야 할 것 같습니다." 카테터실은 막힌 혈관을 뚫는 시술이 이루어지는 곳이다.

"서른두 살 여성이라고요?" 심장전문의는 잠시 가만히 있다가 한숨을 내쉬었다. "네, 알겠습니다. 사람을 보내서 살펴보라고 하죠."

줄리를 이미 진찰한 다른 의사들처럼 이 심장전문의도 그녀가 불안 증세를 나타내고 있다고 보았다. 하지만 심전도 결과가 조금 정상에서 어긋나 있었으므로, 그는 결국 그녀를 카테터실로 데려가기로 했다.

약 한 시간 뒤, 그에게서 전화가 걸려왔다. "맥그리거 선생님." 그가 조금 아연실색한 목소리로 말했다. "선생님이 보낸 환자 줄리의 관상동맥이 95퍼센트 폐색되어 있었습니다. 스텐트 시술로 심장 혈류를 회복했습니다."

남자의 경우 관상동맥 폐색은 흔히 '과부 제조기'라고 불린다. 50세를 넘긴 남자와 폐경 이후 여성에게서 자주 볼 수 있는 질환이다. 하지만 서른두 살의 줄리가 치료하지 않을 경우 며칠까지는 아니어도 어쨌든 몇 주 만에 목숨을 앗아갈 가능성이 높은 병을 앓고 있다니. 그리고 그녀의 증상과 위험 요인이 심장발작에 대한 전형적인 남성 모델에 맞지 않아서 아무도 그쪽을 살펴볼 생각을 하지 않았다니.

다행히 줄리는 시술을 무사히 마치고 회복했다. 그녀가 다시 응급실에 나타나는 일은 없었지만, 그녀의 사례는 내 기억에 남았다. 줄리처럼 위험한 상태로 응급실에 왔다가 치료를 받지 못하고 그냥 돌아가는 여성이 매일 몇 명이나 될지 가끔 궁금하다. 설사 한 명뿐이라 해도 너무 많다고 해야 할 텐데, 왠지 그보다 훨씬, 훨씬 더 많을 것 같다.

현대 의료 시스템이 여성들을 돕지 못한다

인간의 머리는 자동차를 만들어냈다. 텔레비전, 컴퓨터, 스마트폰도 만들어냈다. 우리는 이런 물건들이 고장 났을 때 고치는 법도 알고 있다. 수리에 필요한 부품과 도면을 모두 갖고 있기 때문이다.

하지만 우리 몸은 우리가 만든 것이 아니다. 진화론과 자연선택을 따르든 아니면 지적 설계론(창조론의 일종-옮긴이 주)을 따르든 상관없이, 어떤 의미에서 우리 몸은 신비롭다. 우리는 몸을 개발하거나 발전시키지 않는다. 그저 작동 원리를 알아내려고 애쓸 뿐이다. 또한 몸은 여러 면에서 여전히 우리가 이해할 수 있는 범위 너머에 있다.

과학적인 관점에서 몸을 바라볼 때는 가설을 세우고, 연구와 시험을 통해 지식을 넓혀가는 데 한계가 있다. 지난 수십 년 동안 엄청난 발전을 이룩하긴 했으나, 어떤 의미에서는 여전히 전체 그림을 보지 못한 상태에서 관찰에 임한다. 기존의 연구를 바탕으로 가설을 세우는 것이 연구의 시작이지만, 그런 가설 중에 틀린 것이 많다. 나를 비롯한 여러 사람의 연구가 바로 이 점을 조금씩 증명하고 있다.

의학에서 가장 중대한 결함을 지닌 가설 중 하나는 바로 이것이다. '남자의 몸에 적용되는 원칙이라면 반드시 여자의 몸에도 적용될 것이다.'

모든 면에서 현재의 의학 모델은 남성 중심의 모델과 기준에 맞춰 다듬어지고 평가된다. 이것은 추상적인 말도 아니고 주관적인 의견도 아니다. 사실이다. 남녀 모두의 질병을 진단하고 치료하는 모든 방법에 기반이 되는 것은 수컷 세포, 수컷 동물, 남자의 몸을 대상으로 한 기존의 연구 결과다. 우리 시스템이 이런 식으로 발전해 온 데에는 이유가 있고, 많은 이유가 과학적이고 합리적이다. 그러나 최근 연구에서는 여자의 몸과 생리적 특징이 염색체, 호르몬, 신체 시스템과 구조 등 모든 면에서 남자와 다르다는 사실이 드러나고 있다. 따라서 남자에게 효과적인 치료법이 항상 여자에게도 효과가 있는 것은 아니다. 어쩌면 여자에게는 아예 적용되지 않을 수도 있다.

　내가 근무하는 응급실은 의학의 최전선이므로, 내게 독특한 시야를 제공해 준다. 보건 분야의 모든 측면과 많은 여성들이 일상적으로 견뎌야 하는 질병을 볼 수 있는 광범위한 시야다. 감염증에서 심장질환까지, 접질린 발목에서 뇌졸중까지, 머리 외상에서 허리 통증까지, 온갖 증상들을 매년 수천 명의 환자에게서 실시간으로 볼 수 있다. 또한 남성 중심적인 현재의 의학 모델로 인해 매일 여성들이 자신에게는 효과가 없을 수도 있는 수준 이하의 치료를 받고 있다는 사실도 알 수 있다.

　심장질환을 앓는 여성은 진단에 필요한 적절한 검사를 받지 못한다. 여성이 심장질환을 앓을 때의 증상들이 우리의 표준 절차에 반영되지 않았기 때문이다. 평범한 약일지라도 여성에게 투여량이 적절하게 처방되지 않는 것은, 처음 임상시험을 실시할 때 여성의 신진대사와 호르몬 사이클이 남성과 다르다는 점이 고려되지 않았기 때문이다. 이런 문제들이 연령과 생활수준을 막론하고 모든 여성의 치료 결과와 사망률에 영향을 미친다.

내게 줄리의 사례가 의미심장한 것은 남성적인 유형의 심장병을 앓고 있었는데도 뚜렷이 나타난 증상은 여성적이었기 때문이다. 여성의 증상은 남성의 증상과 아주 다르다. 남성들에게 전형적으로 나타나는 증상과 통증을 겪지 않는 여성도 있다. 여성들의 증상은 대개 '여성적'이라고 간주되는 다른 질병의 증상과 비슷하다. 줄리를 진료했던 의사들이 공황발작을 언급한 이유가 바로 그것이다. 심장병을 앓는 여성들, 특히 젊은 여성들이 줄리처럼 올바른 진단을 받지 못해 애를 먹는 경우가 너무나 흔하다는 사실이 안타깝다.

남성이 흉통과 호흡곤란을 호소하며 응급실을 찾는다면, 의사들은 두말할 것도 없이 심근경색일 가능성을 고려한다. 그런데 똑같은 증상을 호소하는 여성의 차트를 살펴본 결과 불안증 병력이 있다면, 거의 모든 의사들이 불안증과 관련된 근육경련과 호흡근연축이라는 결론을 내릴 가능성이 높다. 거기에 심전도 검사 결과까지 정상이거나 정상에 가깝게 나온다면 의사들은 그녀를 그냥 집으로 돌려보낼 것이다. 그녀의 증상들이 여성 특유의 심장 문제를 나타내는 강력한 징후일 가능성이 있는데도, 우리가 시행하는 검사와 진단 절차에는 여성 특유의 질병 패턴이 포함되어 있지 않다. 여성들의 증상은 남성들에 비해 뚜렷한 특징이 없어서 산만하게 느껴지는 경향이 있다.

내가 처음 성차의학을 전공하게 된 것이 바로 이런 차이 때문이었다. 내가 선택한 분야에서 연구자로서 두각을 드러내고 싶다는 강한 열망과 여성문제에 대한 열정을 지닌 젊은 의사로서 나는 연구자와 전문의 모두 신체 건강과 정신 건강의 모든 분야에서 남녀 사이에 질병의 증상, 진행, 결과의 미묘한 차이와 광대한 차이가 존재한다는 사실을 인정하면서도 이런 차이가 나타나는 이유나 모든 의학 분야에서 여성 환자들의 일상적인 치료에 이 차이가 미치는 영향에 대해서는 아무도 의문을 품지 않는다는 점에 매혹을 느꼈다. 의학에서 성차에 관한 연구는 '여성 건강'이라는 전통적인 범위, 즉 산부인과와 유방 건강의 범주를 넘어서지 못했다. 응급의학을 비롯한 여러 분야의 의학적인 절차와 방침에 영향을 미치는 연구와 담론에 성차에 관한 연구가 포함되지 않은 것은 말할 필요도 없다.

나처럼 남녀의 생리적 차이를 부지런히 탐구하는 연구자들이 있다는 사실은 알지만, 그 지식을 실행에 옮기는 데 필요한 절차적 지원과 현실적 지원은 대부분의 응급실에서 이루어지지 않고 있다. 우리 의료 시스템이 여성들에게 특화된 보살핌과 치료를 제공할 수 있게 만들어지지 않았기 때문이다.

여기에는 많은 이유가 있으므로, 앞으로 이 책에서 자세히 살펴볼 것이다. 그러나 가장 핵심적인 이슈는 수십 년 동안의 연구로 정보가 많이 쌓여 있는데도 남녀 간의 차이가 얼마나 큰지, 그리고 약의 처방에서부터 일상적인 검사와 통증 대처, 체계적인 진단에 이르기까지 모든 분야에서 이런 성차가 어떤 영향을 미칠 수 있는지를 이제야 비로소 조금씩 이해하기 시작했다는 점이다.

다시 말해서, 지금까지 변방으로 밀려나 있던 인류의 절반을 의료 시스템에 포함시키기 위해 현대 의학을 바닥에서부터 다시 만들어나갈 필요가 있다는 뜻이다.

새로운 여성 건강 혁명?

우리는 현재 2차 여성 혁명을 겪는 중이다.

1차 혁명은 여성이 법적으로 남성과 동등한 인간으로서 남성과 나란히 활동할 권리를 획득하게 해준 운동이었다. 그때 우리는 자신의 몸, 마음, 재산을 스스로 소유하고 다스릴 권리를 주장했다. 교육을 받으며 열정과 꿈을 추구할 수 있는 기회도 요구했다. 우리 어머니 세대가 벽을 무너뜨리지 않았다면, 내가 의사가 되어 경력을 쌓으며 의학계의 지도적인 자리를 노리는 것이 불가능하지는 않을지언정 몹시 힘들었을 것이다.

여성 건강의 1차 혁명은 1970년대에 『우리 몸, 우리 자신Our Bodies, Ourselves』이라는 획기적인 책이 출간되면서 시작되었다. 여성이 남성과 생물학적으로 다른 자신을 이해할 수 있는 기회가 생긴 것은 이때가 처음이었다. 여성들은 피임, 진통제 등을 쉽게 이용할 수 있게 해달라고 요구했다. 그들은 단순히 여자라는 이유만으로 자기 몸에 모종의 결함이나 '부족함'이 있는 것은 아니라는 사실을 깨닫고 자율을 요구했다. 기성 체제는 이 요구에 저항했지만, 그래도 그들은 요구를 그만두지 않았다.

하지만 이제 우리는 또 다른 종류의 변화를 요구할 필요가 있다. 성과 생식 부문뿐만 아니라 모든 부문에서 여성 건강 및 여성의 몸과 관련된 분명한 사실들을 바탕으로 한 요구다.

여성들은 지난 수십 년 동안 평등을 위해 싸우면서, 동시에 남녀 사이에는 실제로 상당한 차이가 존재한다는 사실 또한 알게 되었다. 그러나 때로는 우리에게 고통을 안겨주기도 한 이런 차이들은 평등 위주의 우리 이상에 포함되지 않았다. 지금 모습을 드러내고 있는 새로운 여성 혁명의 핵심에 바로 이런 차이들이 있다.

생리적 특징, 신경학적 특징, 인지능력, 사교성, 경험 등에서 여성은 독특하다. 우리 몸의 모든 시스템은 우리의 여성성과 거기에 필요한 일상적인 기능에 맞춰 섬세하게 조정된 생물학적 명령을 따른다. 남자의 몸에 가슴과 난소만 달린 것이 여자의 몸이 아니다. 남자의 몸에서 음경과 고환만 없애면 여자의 몸이 되는 것도 아니다. 의학 문헌을 문자 그대로 해석하면 마치 여자가 남자의 유전적인 파생물처럼 보이지만, 사실은 그렇지 않다. 우리 몸의 세포 하나하나가 모두 독특하다.

응급의학 분야의 성차 연구를 처음 시작했을 때 나는 이 작업을 '여성 건강'으로 분류했다. 내가 보기에는 아주 딱 맞는 분류인 것 같았다. 여자의 몸이 어떻게 작동하는지, 여자의 독특한 생리적 특징이 진단과 질병의 진행, 사망률, 약에 대한 반응 등 의료와 관련된 여러 요인에 어떤 영향을 미치는지가 내 연구 대상이었기 때문이다. 하지만 여성의 몸에 대한 구식 사고방식이 믿을 수 없을 만큼 구석구석 퍼져 있었다. 나와 같은 분야에서 일하는 사람들이 나의 연구를 엉뚱하게 분류하거나 심지어 잘못 알아듣기까지 하는 경우가 그렇게 많을 줄은 짐작도 하지 못했다.

대다수 의료인을 포함한 대부분의 사람들에게 '여성 건강'이라는 말은 '생식기관의 건강'이라는 말과 동의어다. 여성 건강과 직접 관련된 의학 분야라고 하면 산부인과와 유방 관련 분야가 곧바로 떠오른다. (사실 나는 레지던트 기간 동안 응급실에서 골반 검사에 수없이 불려 다녔다. 응급실에 골반 검사를 할 수 있는 의사가 달리 없어서가 아니라, 내가 여성 건강 전공이니 그 검사를 가장 먼저 다뤄야 할 사람이라고 모두가 생각한 탓이었다. 그때를 생각하면 지금도 웃음이 나온다!)

사실 여성 건강은 이런 일반적인 인식과 달리 문자 그대로의 의미를 지니고 있다. 즉, 여성의 전체적인 건강을 다룬다는 뜻이다. 여성의 생식기, 임신, 유방 건강이 아주 중요한 요소이기는 해도, 여성 건강이 오로지 이것만 다루지는 않는다. 내가 여성 건강이라고 말할 때는 여성의 전체, 즉 몸과 마음 모두의 건강을 뜻한다. 여기에는 생리학적으로 여성의 몸에 처음부터 존재하는 복잡한 요소들이 모두 포함된다.

인체의 모든 세포에는 성염색체가 들어 있다. 그리고 이 염색체는 인체가 수행하는 생물학적, 화학적, 심리적 기능과 감각에 모두 영향을 미친다. 대부분의 세포는 에스트로겐, 프로게스틴, 테스토스테론, 안드로겐 같은 성호르몬을 생산하는 동시에 이들 호르몬에 반응한다. 또한 각 세포의 기능에 세포와 성호르몬 사이의 관계가 은연중에 또는 노골적으로 영향을 미친다.

이런 게놈의 차이가 체내의 모든 장기와 시스템과 관련해서 널리 연구되지는 않았지만, 그래도 지금까지 이루어진 연구에서 드러난 의미는 분명하다. 여성의 몸이 내적인 의사소통(신경전달물질)에서부터 의약품 같은 외적인 영향에 이르기까지 모든 면에서 남성과는 다른 종류의 유전자 및 호르몬 기준을 따른다는 것이다. 즉, 의학적인 면에서 남성에게 '정상'으로 간주되는 것이 여성에게는 정상이 아닐 수도 있으며, 심지어 아예 적용되지 않을 수도 있다는 뜻이다.

남성 중심 의학이 여성 건강에 일상적으로 어떤 영향을 미치는지 보여주는 흔한 사례를 몇 개 꼽아보면 다음과 같다.

- 관상동맥질환은 남녀 모두의 중요 사망원인이지만, 성별을 제외한 모든 조건이 동일할 때 여성의 치료 결과가 남성에 비해 통계적으로 좋지 않으며 사망률도 높다. 2010년에 시행된 한 연구는 "여성의 심장질환이 제대로 인식되지 못하고 임상적인 증상도 다른 것이 덜 공격적인 치료 전략과 임상시험의 여성 특징 반영 저하로 이어진다"[1]고 지적했다.

- 뇌졸중, 심장질환, 과민성 장증후군, 자가면역질환, 다양한 신경질환 등 많은 질환에서 의료진이 남성 환자에 대해서는 검사를 실시할 가능성이 높은 반면 여성 환자에 대해서는 정신과적인 진단을 내릴 가능성이 높다.

- 통증에 대한 남녀의 반응에는 뚜렷한 차이가 있다. 여성은 통증의 역치와 내성 수준이 모두 남성보다 낮다. 남자에 비해 낮은 수준의 불편함을 '통증'으로 인식할 가능성이 높다는 뜻이다. 그러나 여성들이 통증에 대해 목소리를 높여 호소할수록, 의료진은 그들의 말을 '무시'하고 증상에 비해 부족하거나 부적절한 진통제를 처방할 가능성이 높다.

- 여성 뇌졸중 환자의 경우, 전통적이지 않은 증상을 나타낼 때가 많아서 환자 본인과 의료진이 모두 그 증상의 원인을 빨리 알아차리지 못한다. 여성 뇌졸중 환자는 병원을 찾더라도 신속한 뇌영상촬영 검사(미국 심장협회와 미국 뇌졸중협회의 규정에 따르면, 25분 이내의 CT 검사)를 받을 가능성이 낮다. 또한 심초음파

검사와 경동맥 초음파검사를 받을 가능성도 낮다(이 두 가지 검사는 뇌졸중 발작의 원인을 평가하고 재발을 예방하는 데 중요한 역할을 한다). 급성 뇌졸중 발작에 대해 tPA(조직 플라스미노겐 활성제)라고 불리는 '혈전용해제' 치료를 받을 가능성도 낮다.[2]

- 처방약의 신진대사 과정에도 남녀의 차이가 있다. 예를 들어, 여성은 대중적인 불면증 치료제인 졸피뎀을 사용했을 때 아침의 나른함과 운전 시의 장애 등 더 큰 부작용을 경험한다. 사실 여성에게는 원래 권유되는 투여량의 절반만으로도 충분하다. 이 약이 출시된 지 거의 20년 동안 부작용을 경험한 환자들의 보고가 수없이 들어온 뒤에야 미국 식품의약국Food and Drug Administration, FDA은 처음으로 성별에 따른 처방 지침을 내놓았다.

현재의 의료 시스템에서 줄리 같은 환자들이 좌절을 경험하는 것은 일상적인 일이다. 줄리를 진료한 의사들은 그녀가 서른두 살의 여성이라서 그들이 의대에서 배운 심혈관질환 '예상' 패턴에 맞지 않는다는 이유로 그녀의 증상을 제대로 진단하지 못했다. 미국 전역에서 매일 줄리 같은 여성들이 남성 중심의 전통적인 질병 패턴과 어긋나는 증상을 호소하며 의사를 찾는다. 그리고 안타깝게도 많은 여성이 의사에게서 답을 얻지 못한다. 줄리처럼 생명을 앗아갈 수 있는 질환을 지녔는데도 적절한 치료를 받지 못한 채 며칠 또는 몇 주를 그냥 흘려보내기도 한다.

미국 전역에서 매일 응급실을 찾는 줄리 같은 여성들이 몇 명이나 될지, 그리고 남성 중심적 틀에 맞는 증상을 보이지 않거나 무의식적으로 여성에 대한 편견을 지닌 의료진을 만나는 바람에 적절한 시기에 필요한 치료를 받지 못하는 여성이 통계적으로 얼마나 될지를 생각하면 가슴이 아프다.

현재의 의료 시스템에서 여성들이 처한 현실에 대해 우리 모두 개인적으로도 집단적으로도 눈을 뜰 필요가 있다. 정확한 현실을 알아야만 여성들의 치료 결과를 향상시키는 데 필요한 근본적인 변화를 일으킬 수 있다. 이것은 편견이나 잘못된 절차만 한 꺼풀 걷어내면 되는 간단한 문제가 아니다. 연구와 분석에서 의대 교육에 이르기까지, 진단을 위한 검사에서 처방 지침에 이르기까지 현행 의료 시스템의 모든 부분을 동시에 발전시켜야 한다. 지금부터 당장.

이제는 이 문제를 도저히 무시할 수 없는 수준에 이르렀다. 결코 극복할 수 없는 문제처럼 보일지 모르지만, 변화는 가능하다. 이 책을 선택한 것만으로도 여러분은 새로운 여성 건강 혁명의 일부가 되었다. 이제부터는 여러분이 의사와 이야기를 나눌 때마다, 의사에게 반드시 물어야 하는 질문을 던질 때마다, 반드시 필요한 검사를 요구할 때마다, 현재의 남성 중심적 틀을 인식하고 개선해서 궁극적으로 역전시키는 효과를 연쇄적으로 일으키는 데 기여하게 될 것이다. 아무리 작은 노력이라도 사소하지 않고, 아무리 가벼운 병이라도 무의미하지 않다. 우리가 성차를 고려한 치료를 받을 권리를 주장할 때마다 의료 시스템 전체가 올바른 방향으로 한 걸음씩 착실히 나아가게 될 것이다.

이 책을 읽으면서 여러분은 아주 많은 정보를 접하게 되겠지만, 우선 여기서 마음에 새겨두어야 할 정보는 이것이다. 여성들은 흔한 질환에서도 오진, 부적절한 치료, 합병증을 경험할 위험이 더 높다. 여성들이 마땅히 받아야 하는 필수적인 치료를 확실히 받기 위해서는 자신의 몸이 보이는 반응이 남자의 몸과 어떻게 다른지, 오진이나 진단 지연을 막아 올바른 치료로 목숨을 건지기 위해서 던져야 하는 간단한 질문들은 무엇인지를 알아둘 필요가 있다.

의료계는 발전하고 있으나, 모든 혁명이 그렇듯이 여기에도 '풀뿌리'라는 요소가 필요하다. 여성이 자신의 건강을 위해 의료 시스템에 즉각적인 변화를 일으키기 위해서는 지금부터 개인적으로도 집단적으로도 자신의 권리를 주장하는 것이 최선의 방법이다.

앞에서 지적했듯이, 각성과 목소리 내기는 우리 의료 시스템의 바닥에서부터 변화를 일으키는 데 핵심적인 요소다. 의료 시스템에 여성과 관련된 이런 문제들이 존재한다는 사실을 아는 것만으로도 여성이 필요한 치료를 받는 데에 도움이 되기 때문에 각성이 중요하고, 솔직히 말해서 의료계의 관심이 쏠리는 곳으로 연구 자금이 흘러가게 마련이기 때문에 목소리 내기가 중요하다.

여러분이 이 책을 선택한 것은 깃발을 높이 든 것과 같다. 여러분은 병원에서 진료를 받을 때 이 책에서 얻은 새로운 지식으로 무장하고 의료진과 협조하게 될 것이다. 건강에 대한 권리를 주장하며 자신에게 가장 잘 맞는 검사, 치료, 처방을 요구하고, 이 책에서 얻은 정보와 의료진에게서 얻은 정보를 대조해 보는 방식으로 여러분은 자신이 받게 될 치료와 최종 결과에 직접적으로 영향을 미치게 될 것이다. 이 책의 마지막 페이지를 넘길 때쯤이면, 여러분은 의료진 앞에서 자신감 있고 명확하게 이런 주제를 꺼내는 데 필요한 지식을 모두 얻게 될 것이다.

우리는 통계가 아니다

의학계에서는 포괄적인 대화가 많이 오간다. 이를테면 이런 식이다. "뮌헨 기술대학의 한 연구팀 연구에 따르면, 여성이 심장발작 1년 만에 세상을 떠날 가능성이 남성보다 1.5배 높다고 한다."[3] 이런 데이터는 나 같은 연구자들이 큰 그림을 파악하는 데 도움이 된다. 하지만 여성들의 높은 사망률과 통증으로 인해 그들과 그들의 가족이 겪는 인간적인 경험에 대해서는 알 길이 없다.

비록 이 책이 포괄적인 이슈를 다루기는 하지만, '우리는 통계가 아니다'라는 점을 먼저 분명히 해두고 싶다. 우리 자신뿐만 아니라 우리가 사랑하는 모든 여성들은 중요한 존재다. 여성들의 건강도 중요하다. 여성들의 감정도 중요하다.

심장병, 뇌졸중, 통증장애, 신경질환 등이 어떤 인간적인 어려움을 야기하는지 나는 응급실에서 매일 목격한다. 여성에게 특히 큰 영향을 미치는 질환으로 어머니나 누이나 딸을 잃은 가족들의 고통을 본다. 자신의 말에 귀를 기울여주고, 자신을 믿어줄 누군가를 필사적으로 원하는 여성들을 본다. 남성 중심적인 현재의 의료 모델에서 '심인성', '비특이성', '특발성(원인을 모르겠다는 뜻)'으로 분류되는 증상들이 그들에게는 생생한 현실이기 때문이다.

이 책은 의료계가 아니라 여성들을 위한 것이다. 여성과 남성의 생리학적 차이를 여러분이 잘 알고 이해하기를 바란다. 또한 이 책에서 얻은 지식을 일상생활뿐만 아니라 의사의 진료를 받을 때도 활용해서 스스로 이 의학 혁명의 일원이 되기를 바란다. 여러분의 기여가 반드시 필요하다.

정확히 어떤 질문을 던져야 하는지 알고 있다면, 의료진과 협의해서 올바른 치료를 받을 수 있다. 의사소통은 쌍방향이어야 한다. 지금은 '의사가 가장 잘 안다'고 주장할 수 있는 시대가 아니다. 의사들이 인체를 이해하기 위해 긴 세월을 바친 것은 사실이지만, 결국 환자의 몸에 대해 가장 잘 아는 사람은 바로 환자 본인이다. 이 책에 나와 있는 여러 도구들을 이용하면, 여러분은 치료를 받을 때 의료진의 파트너가 될 수 있을 것이다. 의료진 또한 독재자가 아니라, 여러분이 자신의 몸 상태를 이해하고 문제 해결 방법을 고민할 때 도움이 되는 박식한 의논 상대가 될 것이다. 현대 의학을 의학의 원래 목적 그대로, 즉 인간에게 영향을 미치는 신체적 증상과 정신적 증상을 찾아내고 치료하는 도구로 이용할 수 있게 된다는 뜻이다.

핵심 요약

- 남성 중심적인 현재의 의료 모델은 여성 건강에 매일 영향을 미친다.
- 여성들은 흔한 질환에서 오진, 부적절한 치료, 합병증을 겪을 위험이 더 높다. 필요한 치료를 제대로 받기 위해서는 자신의 몸이 작동하는 방식이 남자의 몸에 비해 어떻게 다른지, 오진이나 진단 지연을 막고 올바른 치료로 목숨을 건지기 위해 의료진에게 어떤 질문을 던져야 하는지 알아둘 필요가 있다. 이 책은 그 방법을 알려줄 것이다.
- 이 분야에서 변화를 일으키는 데 가장 강력한 힘을 발휘하는 도구는 각성과 목소리 내기다. 의료진에게 던져야 하는 올바른 질문을 알고 있다면, 오진이나 부적절한 치료 등 남성 중심적인 의료 시스템의 영향에서 벗어나 필요한 치료를 받을 수 있을 것이다.

2장

겉으로 드러난 차이는
전부가 아니다

브라운 대학의 연구원 직책에 지원해서 합격하고 얼마 되지 않았을 때 나는 응급의학회Society for Academic Emergency Medicine, SAEM 연례회의에서 발표할 강연의 제안서를 제출했다. 강연 제목은 '여성 건강과 응급의학의 성차 연구: 어제의 무관심은 내일의 기회'였다.

생리학과 생화학 측면에서 여성의 몸이 지닌 독특한 특징을 하나씩 발견해 나가면서 나는 당시 단순히 들떴다는 말로는 부족할 만큼 흥분한 상태였으므로 동료들에게 이 새로운 발견을 알려주고 싶어 안달이 나 있었다. 동료들도 내 말을 들으면 틀림없이 나만큼 놀라고 흥분할 터였다.

하지만 제안서가 승인되었을 때 나는 솔직히 크게 놀랐다. 당시 내가 레지던트 생활을 방금 마친 신참 의사에 불과했기 때문이다. 어쨌든 용기를 얻은 나는 응급의학과 성차에 관해 토론할 전문가 세 명을 모아 슬라이드와 메모를 준비하고, 강연 때 각자 맡은 역할을 연습했다.

우리는 회의가 열리는 시카고로 날아갔다. 내 평생 그때만큼 떨린 적이 있었나 싶다. 이 발표는 내게 새로운 기회였다! 나는 응급의학을 영원히 바꿔놓을 담론을 여기서 시작할 작정이었다!

마침내 우리가 발표할 차례가 되었다. 우리 앞 순서의 강연이 끝난 뒤 강연장 안의 풍경이 신속하게 바뀌었다. 나는 함께 발표할 동료들과 함께 준비물을 들고 강연장에 들어가 조용히 강연 준비를 했다. 강연장이 텅 비어 있었지만 상관없었다. 여기 참석할 사람들이 호텔 여기저기에 흩어져 있을 테니 조금 기다리면 다 도착할 것이다.

나는 떨리는 마음으로 의자에 앉아 시계를 지켜보았다. 강연 시간까지 5분. 3분. 2분.

드디어 시간이 되었다.

나는 텅 빈 의자들만 놓여 있는 객석을 바라보았다. 60명을 수용할 수 있는 곳이었지만, 의자에 앉은 사람은 두 명뿐이었다. 한 명은 내 동료이자 친구인 리비 네스터 박사이고, 다른 한 명은 브라운 대학의 남자 동료였다. 그는 공항으로 향하기 전에 나를 응원하려고 잠시 들른 참이었다.

나는 어떻게 해야 할지 알 수 없어서 함께 발표할 동료들과 의자에 앉은 채 서로를 빤히 바라보았다. 그러다 무언의 합의가 오가기라도 한 것처럼 우리 모두 자리에서 일어나 짐을 싸기 시작했다. 우리의 웅대한 포부는 이미 실패한 것 같았다.

이 경험이 내게 몹시 강렬한 영향을 미쳤다. 의학의 일면을 바꿔놓을 이야기, 전 세계에서 수많은 여성들의 생사를 좌우할 수도 있는 이야기를 하려 했는데 아무도 그 자리에 나오지 않았다.

의사들이 그날 여성 건강에 관심이 없어서 내 강연을 건너뛴 것이 아니라는 사실을 지금은 나도 알고 있다. 그들은 그저 자신이 무엇을 모르는지 몰랐을 뿐이다. 어떤 의미에서 나는 시대를 앞선 사람이었다.

연구, 교육, 그리고 실제로 환자를 진료하는 일은 의료계의 일상 속에서 서로 별개의 것으로 취급될 때가 많다. 그러나 연구를 통해 얻은 지식이 의학 교육에 반영되고, 의학 교육은 궁극적으로 실제 진료에 영향을 미친다. 현대 의학계에서 여성들을 대신해서 여성의 신체적 특징을 반영한 지속적인 변화를 일으키고 싶다면, 이 세 분야를 동시에 상대해야 한다. 연구자들을 교육하고, 의대생들에게 의욕을 불어넣고, 새로이 계몽된 방식으로 환자를 진료해야 하는 것이다. '성차에 따른 여성 건강 공동 프로젝트'는 연구비 지원, 강연, 다양한 프로그램, 학회, 연구 등을 통해 바로 이런 작업을 할 수 있는 힘을 내게 제공해 주었다.

이번 장에서 나는 현재의 기성 의학계가 여성의 신체적 특징을 고려할 수 없게 짜여 있으며, 여성의 몸과 남성의 몸을 똑같다고 보는 잘못된 믿음이 보건의료의 모든 단계에서 여성의 치료 결과에 부정적인 영향을 미치고 있음을 밝힐 것이다. 제약회사의 연구소에서부터 병원과 의사의 진료실에 이르기까지 모든 곳에서 남성 중심적인 의학 모델이 거의 무비판적으로 받아들여진다는 사실, 그리고 이런 남성적 '기준'의 영향을 이해하면 미국 전역에서 여성들의 생과 사가 달라질 수도 있다는 사실을 살펴볼 것이다.

남성 중심적 의학의 발달

1970년대 이전에 의학 연구(와 전체적인 의료 행위)는 지금처럼 세심한 규제를 받지 않았다. 지금은 연방정부의 지원을 받는 모든 연구와 약품 임상시험은 반드시 제도적으로 규정된 검토 위원회의 승인과 감시를 받아야 한다. 연구의 내용이 윤리적이고,

참여자가 감당할 위험부담이 최소 수준이며, 연구가 탄탄한 과학적 원칙에 따라 구성되었음을 분명히 확인하기 위해서다.

그러나 50년 전의 의학 연구는 지금과 아주 다른 모습이었다. 기본적으로 의학의 '거친 서부 개척 시대'였다고 할 만하다. 새로 약품이 개발될 때마다 모두 안전하고 이로울 것이라는 인식이 많았기 때문에, 임상시험과 판매에 거의 규제가 없었다. 임상시험에 검토 위원회의 승인이 필요하지도 않았고, 중립적인 감시를 받지도 않았다.

이런 태평한 태도가 극적으로 바뀐 것은 새로운 의약품과 연구가 수만 명의 건강에 미처 예상하지 못한 영향을 미치는 사례가 다수 나온 뒤였다. 그중의 한 사례가 바로 탈리도마이드라는 약이었다. 경련을 진정시키는 약이지만 수면 보조제 겸 임신부의 입덧 완화제로도 판매된 탈리도마이드는 독일에서 처방전 없이 쉽게 살 수 있는 약이었다. 다른 나라에서는 처방전이 필요했다. 처음에는 누구나 안전하게 사용할 수 있는 효과적인 약으로 여겨졌으나, 궁극적으로 태아에게 심각한 선천성 기형을 야기한다는 사실이 밝혀졌다. 그러나 이미 수많은 임신부들이 아무것도 모른 채 이 약을 복용한 뒤였다. 무려 1만 명이 넘는 아기들이 팔다리가 없거나 기형이 된 상태로 태어났다. 심장, 눈, 소화기가 손상되는 등 기타 중대한 이상을 지닌 아기들도 있었다. 태어난 지 겨우 몇 시간 또는 며칠 만에 숨을 거둔 아기가 많았다. 유럽, 캐나다, 미국의 수많은 가정에서 발생한 이 비극으로 의약품 연구와 인간을 상대로 한 임상시험 관행에 대한 국제적인 조사가 이루어졌다. 동시다발적으로 이루어진 이런 조사의 결과가 바로 의약품 임상시험에 참가하는 사람들에게 '정보를 알리고 동의를 받으라'고 규정한 최초의 법 제정이었다.

연구에 실험 대상으로 참가하는 사람들을 보호하는 법은 1974년에야 만들어졌다. 연구법National Research Act을 기반으로 만들어진 '의학 및 행동 연구의 인간 대상자 보호를 위한 전국위원회'는 인간이 참가하는 의학 연구의 지침을 개발하는 일과 인간을 대상으로 한 의학 실험을 규제하는 일을 맡았다. 이 위원회의 지침에 따라 임신부와 가임기 여성은 '보호가 필요한' 대상으로 간주되었으므로, 많은 연구자들은 복잡한 승인 과정을 거쳐 이들을 안전하게 연구에 포함시키느니 차라리 아예 실험에서 배제하는 쪽을 선택했다(탈리도마이드의 사례를 생각할 때 그리 놀랄 일은 아니다).

또한 의학 연구가 점점 발달하고 규제도 강화되면서, 연구자들은 여성이 매달 겪는 호르몬 변화로 인해 시험 중에 설명할 수 없는 변수들이 생겨난다는 사실을 발견했다. 그러나 시험 단계마다 여성 참여자들이 각각 월경주기 중 어느 시점에 있는지 파악하려면 많은 비용과 시간이 들 터였다. 따라서 많은 학자들이 인간을 대상으로 한 시험뿐만 아니라 연구 초기의 동물실험 단계에서도 아예 여성을 모두 배제해 버리는 쪽을 선택했다.

내 말을 오해하면 안 된다. 나는 의학 실험의 잠재적인 위험으로부터 여성과 아기를 지켜준 각종 규제와 지침에 이루 말할 수 없을 만큼 감사하고 있다. 새로운 의약품이나 치료법의 개발을 위해 고통받는 사람이 한 명이라도 있으면 안 된다. 특히 아이가 있는 여성과 어린이는 더욱 보호해야 한다. 그러나 가임기 여성을 '보호대상'으로 지정한 것이 대다수의 의학 연구를 남성 중심적으로 만드는 뜻밖의 영향을 미쳤다. 임상시험의 위험에서 여성들을 보호하려다가, 다른 방면에서 그들을 위험에 빠뜨린 것이다.

여성의 신체가 기본적으로 남성의 신체와 같다는 믿음이 널리 퍼져 있는 현실 탓에 처음에는 이런 남성 중심적 연구에 전혀 신경을 쓸 필요가 없는 것처럼 보였다. 그러나 이제는 남녀의 신체가 다르다는 사실이 알려졌으므로, 임상시험과 의약품 안전 시험에서 인구의 절반을 배제하는 것은 잘못된 수준을 넘어 위험하기까지 한 일이다.

현재의 의료 시스템은 연구 기획, 자금 지원, 인간을 대상으로 한 시험, 진료 반영 등 모든 단계에서 남성 중심주의를 선호한다. 이 문제가 얼마나 널리 퍼져 있는지를 보여주기 위해 나는 이 여러 단계들이 한데 모여 어떻게 남성 지배적이고 남성 중심적인 의료 모델을 만들어내는지 아래와 같이 정리해 보았다.

- 발상: 모든 연구의 출발점은 하나의 발상이다. 연구가 승인을 받으려면 여러 단계의 제도적인 검토를 거쳐야 하는데, 이때 연구자는 자신의 연구가 의학적인 관점에서 타당할 뿐만 아니라 연구 과정에서 사람과 동물에게 최소한의 피해만 입힐 것임을 증명해야 한다. 연구법에서 가임기 여성은 '보호대상'으로 간주되었고 어느 정도까지는 지금도 그렇게 간주되기 때문에 실험에 참가하는 여성들은 임신 검사를 거쳐야 한다. 대규모로 실시할 때는 비용과 시간이 많이 드는 작업이다. 또한 여성 참여자에게는 실험 중에 임신하는 경우 위험할 수 있다는 점도 주지시켜야 한다. 따라서 남성 참여자에 초점을 맞춘 연구가 승인을 받을 가능성이 더 높다. 어쩌면 검토 위원회가 남성만을 대상으로 비슷한 연구를 시행하는 방법을 고려해 보라고 제안할 수도 있다. 실제로 연방정부의 지원을 받은 무작위 임상시험에 대한 2011년 평가 보고서에 따르면, 실험 참가자 중 여성은 고작 37퍼센트였다. 게다가 평가대상이 된 연구 중 64퍼센트는 "연구 결과를 성별로 분류하지 않았으며, 연구 결과에 성별이 미친 영향을 무시한 이유 또한 설명하지 않았다."[1]

- 자금 지원: 모든 연구에는 자금 지원이 필요하고, 병원, 보건의료 단체, 대학, 정부 기관, 미국 심장협회나 미국 암학회 같은 재단, 기업이나 개인 기부자 등 다양한 곳에서 자금을 확보할 수 있다. 연구에 여성을 포함시키면 추가 비용이 들기 때문에, '간

결한' 남성 모델 연구가 자금을 지원받을 가능성이 더 높다. 또한 일부 기관은 자신에게 자금을 지원해 주는 기부자들의 인구 구성에 따라, 남성에게 이로운 연구를 더 선호하기도 한다.

- 발표: 연구가 완성되면 의학 전문지에 게재하는 방식으로 널리 알려야 한다. 이를 위해서는 전문지 편집자와 동료들의 검토를 차례로 거쳐야 하는데, 여기서 명시적으로도 암묵적으로도 남성적 편견이 작동할 수 있다. 의식적으로든 무의식적으로든 전문지 편집자들은 자신이 보기에 중요하고 흥미로운 결과가 도출된 연구를 선택하는 경향이 있다. 그리고 (이 글을 쓰고 있는 현재) 대부분의 편집자는 남성이다.

- 교육: 전문지에 발표된 연구는 의사와 간호사 등 의료인의 교육과 진료에 사용된다. 그러나 연구에 참여한 여성의 비율이 얼마든 상관없이, 그리고 연구 결과를 도출할 때 성별이 '변수'로 고려되었는지 여부와 상관없이, 연구에서 밝혀진 정보는 거의 항상 남녀 모두에게 적용할 수 있다고 간주된다.

처음부터 끝까지 의학 연구 과정 전체가 이처럼 남성적 패러다임을 기반으로 하고 있다. 그래서 여성은 중요한 의료 분야에서 남성보다 나쁜 결과표를 받아 든다.

하지만 다행인 것은, 연구의 단계가 워낙 많기 때문에 변화시킬 수 있는 지점 또한 아주 많다는 점이다. 그래도 압도적인 결과를 얻으려면 모든 분야에서 동시에 노력을 기울여야 한다. 여기에는 의약품 연구개발과 의학 교육 또한 포함된다.

현재의 의료 현실

대부분의 경우 진료 차트만 보아서는 환자를 성공적으로 치료하는 데 필요한 정보를 얻을 수 없다. 환자와의 대화가 필요하다.

만성적인 복통과 골반통으로 내원한 로지타를 예로 들어보자. 내가 그녀와 이야기를 나누지 않았다면, 그녀가 평생 견디기 힘들 만큼 심한 생리통을 겪었다는 사실을 알지 못했을 것이다. 몇 년 전 그녀는 생리전증후군premenstrual syndrome, 즉 PMS가 통증의 원인일 것이라고 짐작하고 동네 병원을 찾아갔다. 따라서 의사는 그녀에게 집에 가서 진통제를 먹고, 배를 따뜻하게 찜질하며 쉬라는 처방을 내렸다. 그러나 생리를 한 번씩 할 때마다 통증은 점점 심해지기만 했다. 오래지 않아 로지타는 아예 며칠씩 직장을 쉬면서 차를 몰고 응급센터를 찾아가 통증을 가라앉히는 치료를 받게 되었다. 그녀는 통증의 원인이 밝혀지기를 기원했지만 의료진의 대답은 매번 똑같았다. "우리도 원인을 잘 모르겠어요. 집으로 돌아가서 안정을 취하세요. 내일 평소 다니던 동네 병원에 한번 가보시고요." 로지타는 매번 이 지시에 따랐지만, 속으로는 분명히 다른 문제가 있다고 강하게 직감했다.

나를 만난 그 달에 그녀는 평소보다 생리량이 훨씬 더 많고 통증이 극심해서 제대로 걷기도 힘들 정도였다. 그녀는 절박한 심정으로 응급실을 찾았다. 나는 그녀와 대화를 나눈 뒤 초음파 검사를 지시했다.

그 결과 자궁내막증의 모든 특징이 확연히 드러났다. 나는 그 병을 전문으로 다루는 동료에게 그녀를 보냈다. 조사를 겸한 수술에서 내 진단이 확인되었고, 결국 완전한 자궁절제술이 필요하다는 결론이 내려졌다.

내가 로지타의 차트만 보았다면 이런 사실을 짐작하지 못했을 것이다. 차트에는 사실을 알려주는 정보가 거의 없었기 때문이다. 남성 중심적인 의료 시스템은 여성들이 겪는 증상의 섬세한 차이를 잘 다루지 않는다. 여성들의 증상을 뭉뚱그려서 지칭하는 몇 가지 용어(예를 들어 PMS)가 있을 뿐, 정확한 진단을 위해 그 주제를 더욱 파고드는 시스템은 존재하지 않는다. 사실 여성이 자궁내막증 진단을 받는 데에는 평균 7년이 걸린다.[2]

밖에서 보기에는 의료 시스템이 아주 세세하게 체계화된 것처럼 보일지 몰라도, 사실은 그렇지 않다. 현대 기술의 놀라운 발전에도 불구하고, 진단과 치료에는 지금도 주관적인 판단이 크게 작용한다. 교육을 바탕으로 한 추측, 이론, 패턴 인식이 기반이 되고, 때로는 유구한 역사를 자랑하는 육감도 한몫을 한다. 특히 여성 건강을 다룰 때가 그렇다. 응급실 사람들은 "환자들은 의학 교과서를 읽지 않는다"는 농담을 자주 한다. 질병의 특징에 관한 고전적인 가르침에 일치하는 환자가 드물다는 뜻이다.

의사들은 의대에서 4년을 공부하고, 3~6년 동안 수련의 생활을 하면서 엄청난 양의 지식을 실제로 사용하는 훈련을 받는다. 그런데도 환자를 대할 때 당황하는 경우가 생긴다. 모든 의사는 환자가 목이 아프다며 응급실로 들어왔는데 결국 맹장염 수술을 받게 되었다는 식의 기묘한 경험을 적어도 한 번쯤은 한 적이 있다.

우리가 사용하는 의학 교과서가 시대에 뒤떨어졌다는 뜻이 아니다. 그보다는 교과서의 내용이 바탕으로 삼은 역사적 평균치가 이제는 현실과 조금 어긋나게 되었다는 뜻이다. 의학 교육에 사용되는 대부분의 데이터는 1990년대 이전에 수집된 것인데, 그때는 환자들이 '정말로 심각한 문제'가 생긴 뒤에야 비로소 의사를 찾는 시대였다. 병이 이미 상당히 진행된 상태라서 진단의 기준이 되는 증상이 지금보다 더 뚜렷이 드러났다는 의미다. 요즘은 사람들이 신체적인 증상에 더 주의를 기울이기 때문에, 작은 문제가 생겨도 의사를 찾는다. 어쩌면 목숨을 위협할 수도 있는 많은 질병을 조기에 발견할 수 있다는 점에서 놀라운 변화지만, 진단을 복잡하게 만드는 요소가 되기도 한다. 발병 초기에는 같은 증상이 아주 많은 다른 질병을 의미할 수도 있기 때문이다. 예를 들어, 옛날에는 사람들이 수두의 증상이 완전히 나타난 뒤에야(진단이 쉬운 상태) 응급실을 찾은 반면 지금은 팔에 작은 발진이 하나만 생겨도 병원을 찾는다. 그런데 이 발진은 수두의 첫 징후뿐만 아니라 옻이 오른 증상이나 알레르기 반응일 수도 있다. 이처럼 불명확한 증상이나 발병 초기의 질병에 교과서적인 진단법을 적용하려 하면, 불확실한 결과가 나온다.

남녀의 신체가 드러내는 많은 차이점까지 여기에 포함시키면 문제가 더욱 복잡해진다. 뇌에서부터 뼈에 이르기까지, 신진대사에서부터 동맥과 정맥에 이르기까지 여성의 모든 장기와 시스템이 생리학적으로 독특하다는 증거를 이제는 무시할 수 없다. 따라서 여성의 질병을 진단하고, 치료하고, 예방하는 데에도 다른 방법이 적용되어야 한다. 그러나 나와 동년배의 의사들은 의대에서 이런 문제를 다루는 교과서를 아예 구경도 해보지 못했다. 내가 수석 편집자로 참여한 『급성 환자 치료의 성차의학』이 출간된 뒤에야 상황이 조금 바뀌었다. 우리가 학교에서 배운 모든 지식은 남성 중심적인 모델을 기반으로 한 것이며, 우리가 배운 모든 치료법도 남성 중심적이었다. 대부분의 해부학 책도 남성만을 모델로 사용하기 때문에, 여성적인 '부위들'을 설명할 때는 유방과 골반만 덩그러니 그려져 있다. 실습 때 사용하는 마네킹도 남성이다. 여성 마네킹은 보통 임신부 모델뿐이다. 컴퓨터 의료기록에도 남성의 사진만 사용된다. 응급실에서 우리는 남성의 사진이나 그림에 여성 특유의 통증과 질병 패턴을 그려 넣어야 한다!

다양한 집단의 여성들이 의학계의 연구 부족으로 인해 더 위험에 처해 있다. 예를 들어, 노인 환자들은 대개 이미 복용 중인 약이 많기 때문에 의약품 임상시험과 연구에 잘 포함되지 않는다. 치매나 뇌졸중으로 연구 참여 동의에 필요한 정보를 전달하기가 여의치 않은 경우도 많다. 그러나 임상시험 대상인 의약품과 연구 중인 치료법을 가장 많이 사용하게 될 사람 또한 노인 환자들이므로, 시험과 연구 결과에서 오류 폭이 커질 수밖에 없다.

유색인종 여성 역시 그들만의 독특한 위험 요인이 있는데도 연구에서 제외되고 있어서, 전체적으로 용납할 수 없는 치료 결과로 계속 고통받고 있다.[3] 이런 차이점에 대해서는 8장에서 더 자세히 이야기하겠지만, 우리의 논의를 위해 반드시 알아두어야 하는 사실이 있다. 2017년 의약품 평가 연구센터는 45종이 넘는 신약을 승인했다. 도합 6만 명이 넘는 참여자를 대상으로 연구를 거친 의약품들이었다. 그런데 그 참여자(남녀 모두 포함) 중 흑인이나 아프리카계 미국인은 고작 7퍼센트였고, 히스패닉은 14퍼센트였다. 2016년 《애틀랜틱*The Atlantic*》에 실린 한 기사는 다음과 같이 지적했다. "1993년 이후 국립보건원이 자금을 지원한 호흡기 연구 중에 소수 인종이나 민족을 포함시킨 연구는 5퍼센트가 되지 않았다. …국립암센터가 자금을 지원한 연구 중에는 다양성 목표를 충족한 연구가 2퍼센트가 되지 않았다."[4]

앞에서 지적했듯이, 임신부는 연구를 위한 실험에서 완전히 무시당한다. 실제로 '의학계의 고아'라고 일컬어질 때가 많다. 물론 탈리도마이드 사태 같은 끔찍한 일을 다시 일으키고 싶어 하는 사람은 없다. 다행히 현재의 지식과 관련 절차로 그런 일이 재발하는 것을 막을 수 있기도 하다. 그렇다고 해서 임신 중에 사용할 수 있다고 FDA에서 승인받은 약이 현재 '고작 8종'밖에 되지 않는 현실을 그냥 받아들일 수는 없다. 게다가 이 8종의 약은 모두 임신과 관련된 증상(메스꺼움, 출산 합병증, 통증)에 사용되는 것이다. 임신부가 병에 걸릴 수도 있고, 병에 걸린 여성이 임신할 수도 있다. 그러나 임신부 연구를 꺼리는 풍토 때문에 그들이 사용하는 약에는 미지의 위험이 따른다. 결국 여성들은 때로 목숨이 위험할 수도 있는 병을 치료할 것인지, 아니면 태아를 보호할 것인지 선택해야 한다. 이것은 인간적으로 용납할 수 없는 일일 뿐더러, 예상할 수 없는 합병증이 생길 위험에 여성들을 방치하는 꼴이기도 하다. 임신과 수유 중에 '안심하고' 사용해도 되는 유일한 진통제로 여겨지던 타이레놀조차 임신부를 대상으로 한 연구에서 제대로 평가받은 적이 없다. 대부분의 약이 이런 식으로 연구된 적이 없으므로 부작용의 위험(과 비난)을 감수하는 것은 모두 여성의 몫이다. 하지만 대부분의 여성들은 천식, 고혈압, 우울증, 불안증, 발작 등을 완화하기 위해 복용하는 약이 태아에게 어떤 위험이 될 수 있는지 전혀 모른다.

지난 40년 동안 과학이 크게 발전했는데도, 여성들은 건강과 관련된 모든 분야에서 여전히 남성에 비해 떨어지는 치료 효과를 경험하고 있다. 게다가 유색인종 여성의 상황은 백인 여성보다 나쁘다. 여성은 패혈증, 심근경색, 뇌졸중, 부정맥 등 수많은 질환에서 적절한 치료를 받을 가능성이 남성에 비해 낮다. 섬유근육통 같은 만성통증이나 자궁내막증 같은 여성 특유의 질병에 대해 제대로 된 진단과 치료를 받기도 힘들다. 모두를 공평하게 괴롭히는 증세인 통증에 대해서도 역시 적절한 치료를 받을 가능성이 낮다.

환자를 돕고 싶어 하는 의사들에게 널리 알려진 정보와 교육의 부족은 좌절감을 안긴다. 나는 현재의 의학적 도구들로는 진단과 치료가 어려운 다양한 사례들을 가리켜 '미진단 여성질환undiagnosed women's disease, UWD'이라는 용어를 새로 만들어내기까지 했다. 마야 뒤센베리는 저서 『의사는 왜 여자의 말을 믿지 않는가Doing Harm』에서 여성의 질환에 대한 이러한 이해 부족을 "의학적으로 설명되지 않는 증상"이라고 표현했다. 국립보건원의 여성 건강 연구부는 여성을 '3U'라고 지칭한다. 연구 부족 understudied, 진단 부족underdiagnosed, 치료 부족undertreated이라는 뜻이다.

이제 여기에 어떤 테마가 존재하는지 여러분도 알아차렸을 것이다. 보건의료의 모든 분야에서 여성에 대한 연구 부족과 이해 부족이 나타나며, 여성들에 대한 보살핌도 남성들에 비해 상당히 부족하다.

문제는 많은 의료인들이 'UWD'처럼 모호한 진단명을 편안히 받아들이지 못한다는 점이다. 의료인도 무엇이 문제인지 정확히 알고 싶어 하고, 환자도 명확한 답변을 원한다. 그래서 그들은 진료 당시의 기준으로 가장 그럴듯한 진단명을 자동적으로 선택한다. 설사 그것이 증상과 정확히 맞아떨어지지 않더라도, 상황을 파악할 수 있는 틀을 설정하기 위해 그렇게 한다. 이럴 때 흔히 사용되는 진단명이 '~증후군'인데, 이 말은 기저 원인이 없는(원인을 알 수 없는) 증상들을 뭉뚱그려서 일컫는 쓰레기통 같은 용어다.

로지타가 생리전증후군이라는 진단을 받은 것이 여기에 딱 들어맞는 사례다. PMS는 기저 원인을 알 수 없는 여러 증상을 월경 탓으로 돌려 일컫는 말이다. 로지타를 진찰한 의사들이 신체 내부를 들여다보는 일련의 검사 없이 그녀의 증상에 대해 내릴 수 있는 가장 그럴듯한 결론이 이것뿐이었으므로, 그녀의 증상은 PMS로 명명되었다.

여성이 정확한 진단과 치료를 받기 위해서는 비록 이전에 아무 문제 없다는 진단을 받은 적이 있더라도, 자신의 몸에 확실히 문제가 있다는 점을 의사에게 납득시켜야 할 때가 많다. 미세혈관 질환을 지닌 여성들은 스트레스 검사에서 완벽히 정상이라는 결과가 나오더라도 심한 흉통을 반복적으로 겪는다. 진료 차트만 보면 상태가 위험하다는 징후가 전혀 없지만, 그들은 정상이라는 검사 결과를 받아든 지 고작 일주일 만에 심장발작으로 급사할 수도 있다. 뇌졸중을 일으킨 여성들은 얼굴이 늘어지고 손발에서 힘이 빠지는 표준(즉 남성들의) 증상 없이 두통과 현기증만 느끼기도 한다. 그러나 의료인들이 여성 특유의 이런 증상을 알아차리지 못하기 때문에, 여성들은 tPA(혈전을 부수는 강력한 약) 같은 필수적인 치료를 제대로 받지 못할 때가 많다.[5] 폐암과 난소암(여성의 암 사망률 통계에서 상위를 차지하는 이 두 종류의 암은 유방암보다 더 치명적일 수 있다)을 앓는 여성은 이미 암이 많이 진행되어 다른 곳으로 전이된 뒤에야 결정적인 증상을 나타내는 경우가 있다.[6] 성차에 관한 중요한 정보를 접하지 못한 의사들은 이런 질병을 제대로 진단하지 못하고 내내 엉뚱한 치료만 하게 된다. 심지어 여성 환자가 호소하는 증상을 '모두 상상 속의 것'으로 치부해 버리는 의사도 있다.

이런 사실들은 우리가 여성의 신체적 질환을 제대로 진단하지 못할 뿐만 아니라, 의료 시스템 속에 여성에 대한 편견과 문화적 편견이 있다는 것을 알려준다. 여성에 대한 편견은 남녀 의사가 모두 갖고 있다. 여성이 경험하는 통증과 그 통증의 관리 방식에 대한 인식에는 아주 문제가 많다. 특히 유색인종 여성들은 통증을 호소해도 의료인에게서 시큰둥한 반응을 얻을 가능성이 훨씬 더 높다. 한 연구에 따르면, "아프리카계 미국인과 히스패닉 환자들은 백인 환자에 비해 통증 수치가 높더라도 진통제를 처방받을 가능성이 낮고, 처방받더라도 1회 투여량이 적게 설정될 가능성이 더 높다."[7]

여성들은 또한 증상의 본질과 상관없이 정신과적 진단을 받을 가능성이 높다. 이미 여러 저술가들이 지적했듯이, '히스테리'라는 단어는 자궁을 뜻하는 그리스어 휘스테라hystera에서 유래했다. 히스테리가 공식적인 진단명이던 시절은 다행히 과거가 되었지만, 의료계에는 여성이 비논리적이고 비이성적인 감정 폭발을 일으키기 쉽다는 무의식적인 믿음이 아직도 널리 퍼져 있다. 그래서 여성이 통증과 괴로움을 호소하면, 의료인들은 신체적 질환이 원인일 가능성을 남성의 경우보다 낮게 보고 환자의 말에 진지하게 귀를 기울이지 않는다.

남녀의 차이에 관한 현재의 지식을 감안하면, 의료인들이 여성을 진단하고 치료할 때 적용하는 일반적인 절차와 기준이 조금이라도 존재할 것처럼 보일 것이다. 하지만 안타깝게도 현실은 그렇지 않다. 지금까지 대부분의 의약품 임상시험과 연구는 전적으로 남성만을 대상으로 이루어졌다(지금도 그런 경우가 많다). 각종 검사와 치료 절차가 남성의 증상을 파악하는 데 중점을 두고 개발되었다는 뜻이다. 우리가 시행하는 새로운 실험의 기반이 되는 기초 연구 역시 여전히 남성 중심적이다. 반대되는 증거가 계속 쌓이고 있는데도, 대다수의 의료인은 생식기만 제외하면 남녀가 생물학적으로 똑같다는 인식을 여전히 갖고 있다.

과학 연구에서 남성을 모델로 사용하는 문화적 편견과 절차상의 편견이 합쳐져서, 지금의 남성 중심적인 의료 시스템이 만들어졌다. 여기에 기여한 비논리와 과학적 불평등에 의식적으로 찬성하는 의료인은 거의 없겠지만, 그래도 현실은 여전히 그런 기준과 규정에 맞춰 움직이고 있다. 그 결과 증상이 남성 모델의 기준에 일치하지 않는 여성들은 부적절하고 질이 떨어질 뿐만 아니라 때로는 유해하기까지 한 치료를 받을 위험이 높다.

나는 이 엄청난 문제를 해결하기 위해 매일 부지런히 애쓰고 있다.

응급의학 전문의, 교육자, 연구자로서 나는 남녀 간의 생물학적, 생화학적, 생물심리학적 차이로 인해 응급실 안팎에서 진단, 검사, 치료에 노골적이다 못해 해로울 수도 있는 불협화음이 빚어지는 핵심 부문 여섯 곳을 관찰했다. 그 부문들은 다음과 같다.

- 여성의 심장질환과 뇌졸중 진단 및 치료
- 의약품의 처방과 투여량 결정
- 여성 환자가 호소하는 증상의 주관적인 평가(정신 건강 진단의 역할도 포함)
- 통증과 통증관리
- 호르몬과 여성의 생화학적 특징(호르몬 처방도 포함)
- 성별, 문화, 사회와 관련된 관습. LGBTQ/트랜스젠더 이슈도 포함

2부에서 우리는 여성들에 대한 오진, 부적절한 치료, 좋지 못한 치료 결과가 일관되게 발견되는 이 여섯 개 주요 부문들을 하나씩 차례로 살펴볼 것이다. 각 장에는 구체적인 질병과 치료에 관한 논의 및 관련 사례는 물론, 나타날 수 있는 증상, 위험 징후, 여성들이 선택할 수 있는 치료법에 대한 중요한 정보도 포함된다. 이를 통해 여성들은 의료인과 좀 더 자신감 있게 대화를 나누면서 어쩌면 목숨을 구해줄 수 있는 적절한 치료를 받을 가능성을 높일 수 있을 것이다.

이 책의 마지막 페이지를 넘길 때쯤이면, 여러분은 의료인과 자신 있게 대화를 나누는 데 필요한 정보를 모두 알고 있을 것이다.

세상은 매일 발전한다. 그러나 기성 의료계가 과학의 발전을 따라잡을 때까지, 우리 스스로가 자신과 사랑하는 사람들을 위해 더

적극적으로 나서야 한다. 그래야만 자신의 치료에 직접적인 영향을 미쳐 즉각적인 결과를 낼 수 있다.

다시 말해서, 여성 건강 혁명에 동참할 때가 되었다는 뜻이다.

핵심 요약

- 의료계의 모든 분야는 여러 면에서 남성 중심적으로 발전해 왔다.
- 여성은 여성 특유의 질환은 물론 심장질환, 뇌졸중, 암, 통증장애 등 대단히 중요한 공중보건 분야에서도 보살핌 부족, 연구 부족, 진단 부족, 치료 부족을 겪고 있다. 흔한 질병에서도 여성은 오진, 부적절한 치료, 합병증을 경험할 위험이 높다.
- 임상시험과 의약품 연구에 여성이 인구 비율만큼 포함되지 않는다. 또한 대부분의 임상시험은 성차를 변수로 고려하지 않는다.
- 임신부, 노인, 유색인종 등 일부 여성 집단에 대한 연구가 일반 여성보다도 훨씬 더 부실해서, 그들의 치료 결과 또한 확연히 떨어진다.
- 흔한 질병의 여성적인 증상을 진단하는 데 필요한 정보를 접하지 못한 의사가 많다.

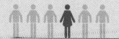

2부

오늘날 여성의 건강에 관한
6대 이슈

3장 /

여성의 심장(과 뇌)은
다르게 아프다

응급실에서 가장 극적인 순간 중 하나는 심장병 환자가 들어올 때다.

대개는 텔레비전 드라마에서 보는 것과 똑같은 장면이 펼쳐진다. 중년 또는 노년의 남성이 힘없이 늘어져 있는 침상을 간호사들이 밀면서 황급히 응급실 문을 박차고 들어가는 동안, 응급구조사는 그의 몸 위에 타고 앉아 심폐소생술을 실시한다. 그러나 환자가 여성이라면 상황이 크게 달라질 때가 많다.

몇 년 전 어느 날 저녁 늦게 한 여성이 침상에 실려 들어왔다.

창백한 안색으로 식은땀을 흘리며 숨을 몰아쉬는 것으로 보아 급성 폐부종이나 갑작스러운 심장발작의 가능성이 매우 높았다. 그녀의 나이는 보통 이런 증상을 나타내는 연령대에 비해 젊은 편이었고(50대 중반) 체중이 조금 많이 나가는 편이기는 했지만 비만은 아니었다. 응급실까지 구급차를 따라온 친구는 환자가 프로비던스의 인기 레스토랑에서 식사를 하다가 갑자기 쓰러졌다고 말했다.

이름이 섀린인 환자의 상태가 안정된 뒤 우리는 검사를 위해 그녀를 카테터실로 보냈다. 그리고 나는 대기실 의자에 웅크리고 있던 친구와 잠시 이야기를 나눴다.

"무슨 일인지 모르겠어요." 친구가 흐느끼며 말했다. "멀쩡하던 사람이 갑자기 쓰러졌어요!"

"친구분이 전에도 심장에 문제가 있었습니까?" 내가 물었다. 환자의 차트에는 불안증 진단 기록밖에 없었지만, 여성의 심장병이 잘못 진단되는 경우가 워낙 많기 때문에 나는 항상 주변 정보를 모으려고 한다.

"제가 아는 한은 없어요." 친구가 대답했다. "건강한 친구예요! 운동도 매일 한다고요."

"그럼 최근 힘든 일을 겪지는 않았나요?"

"음, 몇 주 전에 섀린의 남편이 세상을 떠났어요. 갑작스럽게. 애들 중 둘은 대학에 다니고, 하나는 집에서 같이 살아요. 섀린이 지금은 좀 충격을 받은 상태라고나 할까요." 친구는 다시 눈물을 터뜨렸다. "그래서 기운 좀 내라는 뜻에서 같이 맛있는 걸 먹으러 간 건데!"

친구도 새린도 안쓰러웠다. 특히 새린은 갑자기 무엇도 확실하지 않은 미래를 마주하게 된 상황이었다.

나는 병원 직원에게 친구를 돌봐달라고 부탁한 뒤, 카테터실에 전화를 걸었다. "혈관조영 검사 끝났어요? 내가 보기에는 타코츠보 같은데요."

타코츠보 심근병증은 '스트레스 심근증'이나 '상심 증후군'이라고도 불리며, 주로 여성에게 나타난다. 힘든 일을 겪고 스트레스가 심할 때 몸에서는 카테콜아민(스트레스 상황에서 싸울지 도망칠지 결정해야 할 때 신체적인 대비 태세를 이끌어내는 물질. 그 결과 심장박동, 혈압, 혈당 등이 상승한다-옮긴이 주)의 분비량이 크게 늘어난다. 그러다 보면 갑자기 좌심실이 충격을 받아 풍선처럼 부풀면서 심장이 정상적으로 박동할 수 없게 된다. 이럴 때 환자는 흔히 협심증 발작 때와 비슷한 강렬한 흉통을 경험하며, 완전히 의식을 잃기도 한다.

타코츠보라는 말은 일본어로 '문어를 잡는 항아리'라는 뜻이다. 좌심실이 부풀어 오르면서 심장이 그 항아리 모양으로 변하기 때문에 붙은 이름이다.

새린의 경우에는 남편을 잃은 충격과 스트레스로 인해 스트레스 호르몬의 분비량이 급속히 치솟아 이 증상이 나타났다. 다행히도 타코츠보는 일시적인 증상이라서, 약을 투여하고 적절한 치료를 하면 대부분 며칠이나 몇 주 만에 상태가 좋아진다. 그러나 타코츠보를 유발한 스트레스 요인을 제대로 처리하지 않는 경우, 여성은 장차 또 심장발작을 일으킬 위험이 있다.

섀린은 검사를 마친 뒤 입원했다. 그녀가 갑작스러운 심장발작에서 회복하는 데서 그치지 않고, 남편을 잃은 슬픔에서 벗어나는 데 필요한 보살핌도 받을 수 있다면 좋겠다는 생각이 들었다. 자녀들을 위해서라도 그녀가 건강해져야 할 터였다.

내가 응급실에서 일하면서 견디기 힘든 부분이 바로 이런 것이다. 나는 환자의 다급한 증상에 대처한 뒤 장기적인 치료를 위해 환자를 전문의에게 보낸다. 따라서 환자의 병이 무엇인지는 알아도, 그 환자가 잘 회복했는지는 모를 때도 있다.

섀린의 사례가 특히 마음에 남은 데에는 차트에 적혀 있던 불안증 진단이 큰 역할을 했다. 여성의 경우에는 심장질환과 불안증 진단이 겹칠 때가 아주 많다. 특히 타코츠보 심근병증은 불안증을 앓는 여성들에게 더욱 심각하게 나타나는 듯하다. 한 소규모 연구는 "통제집단과 비교했을 때, TTC(타코츠보) 환자들의 행복감이 크게 낮고, 신경과민증, 우울증, 불안증이 훨씬 더 많이 나타났다"는 결론을 내렸다.[1]

내가 보기에는 일리 있는 결론이었다. 불안증 병력이 있는 여성이라면 스트레스 호르몬 수치가 극심하게 높아졌을 때 발생하는 증상에 당연히 더 취약할 것이다. 그렇다면 다른 심장질환은 어떨까? 불안증이 기저요인일까? 아니면 증상이 뚜렷하지 않은 여성 특유의 만성 심장질환 패턴을 남성 중심 의료 모델로 이해할 수 없어서 그냥 불안증이라고 진단해 버리는 걸까?

우리는 여성의 심장질환을 제대로 이해하고 있는가?

남성에 비해 여성은 심장병의 교과서적 설명에 맞는 증상을 나타낼 가능성이 크게 희박한 반면, 심장질환으로 사망할 가능성은 더 높다. 《미국 심장협회 저널*Journal of the American Heart Association*》에 실린 한 연구에 따르면, 여성이 심각한 심장발작을 겪은 뒤 사망할 가능성은 남성에 비해 최대 3배나 된다.[2] 이건 엄청난 숫자다. 특히 심장발작을 '남자의 병'으로 보는 일반적인 인식을 감안하면 더욱 그렇다.

미국 질병통제센터는 심장발작(또는 심장발작 비슷한 증상)으로 급사한 여성의 64퍼센트가 사전에 아무런 증상도 나타내지 않았다고 보고한다.[3] 나는 이 통계에 이의를 제기하지 않지만, "사전에 아무런 증상도 나타내지 않았다"는 말이 곧 사전 경고가 없었다는 뜻은 아니다. 단지 심장병의 남성 모델에 맞는 증상이 보고되지 않았다는 뜻일 뿐이다.

일반적으로 여성은 '전통적인' 심장발작, 즉 '과부 제조기'라고 불리는 심근경색을 일으킬 가능성이 더 낮다. 심근경색의 고전적인 증상은 심한 흉통과 왼팔 통증이다. 여성은 심장발작을 일으킬 때 이런 통증보다는 '가슴의 불편함'을 호소할 가능성이 더 높다. '가슴에 코끼리가 앉아 있는 것 같다'는 전형적인 통증 대신, 널리 퍼진 통증, 압박감, '그냥 이상한 느낌' 등이 여기에 포함된다. 여성은 또한 숨 가쁨, 심한 피로감(실제 심장발작이 일어나기 전에 며칠이나 몇 주 동안 지속적으로 느껴지기도 한다), 메스꺼움, 소화불량 같은 여러 증상을 나타낼 가능성이 높다. 심지어 '머리에 안개가 낀 것 같다'고 호소하는 환자도 있다. 이런 증상들 중 하나만 나타나든 여러 개가 한꺼번에 나타나든 여성들은 곧장 '심장발작'을 떠올리지 않는다. 그들 역시 심장병의 전형이 된 남성들의 증상만을 생각하기 때문이다!

게다가 여성이 마침내 911 구급대를 부르거나 스스로 차를 몰아 응급실을 찾더라도 제대로 치료를 받지 못하는 경우가 많다. 구급차가 환자를 태워 병원에 도착할 때까지 시간이 지체되기도 한다. 아마도 응급구조사가 증상을 제대로 이해하지 못하거나 상황이 다급하다는 사실을 알아차리지 못한 탓일 수도 있고, 여성 환자 자신이 증상을 대수롭지 않게 여긴 탓일 수도 있다. 여성이 병원에 도착한 뒤에도 곧바로 의사를 만나지 못한다. 급한 환자로 분류되지 않기 때문이다. 혈관조영 검사, 혈관성형술, 카테터 시술, 스트레스 검사/심전도 등 모든 절차는 남성 중심의 증상들을 찾아내는 데 맞춰져 있어서 결과가 음성으로 나오거나 불명확하게 나올 때가 많다. 따라서 여성 환자들은 의사에게서 가슴이 조이는 듯한 느낌은 근골격 문제 때문이라거나, 그냥 아주 심한 공황발작일 뿐 심장에는 아무 문제도 없으니 집에 돌아가 휴식을 취하라는 말을 듣게 된다. 이렇게 심장발작의 첫 징후가 나타난 때부터 적절한 치료가 이뤄질 때까지의 시간 간격이 클수록, 여성의 치료가 성공적인 결과를 낳을 가능성은 낮아진다.

여성이 필요한 치료를 받을 수 있게 도우려면, 우리가 여성 특유의 증상들을 알아볼 수 있어야 한다.

우리가 가장 먼저 이해해야 하는 것은, 여성의 심장과 남성의 심장이 다르게 아프다는 점이다. 교과서에 실린 설명처럼 큰 혈관이 막혔을 때의 전형적인 증상이 나타난다면 스텐트 시술이나 수술로 문제를 해결할 수 있다. 그러나 여성에게서는 증상이 더 산만하게 나타난다. 남성의 혈관에 혈전이 쌓이면 혈관이 막히다 못해 결국 터지면서 심근경색 같은 결과로 이어지지만, 여성의 혈전은 혈관으로 녹아 들어가 혈관을 뻣뻣하게 만든다. 따라서 혈관조영 검사를 하면서 염료를 주입해도 여성의 혈관에서는 전형적인 혈전이 발견되지 않을 수 있다. 혈전이 혈관 벽에 붙어 있기 때문이다. 영상에 혈전이 전혀 나타나지 않으니, 의사는 혈관 질환의 위험을 아주 낮게 보거나 아예 배제해 버린다. 여성 특유의 다른 방식으로 증상이 나타났을 뿐이라는 사실을 알지 못하는 탓이다. 이렇게 해서 여성은 또 오진과 치료 지연을 경험 한다.

'미세혈관 질환'이라고도 불리는 관상동맥 미세혈관 기능장애 는 심장 주위의 작은 혈관들이 손상되거나 약화되는 병이다. 이 로 인해 심장을 드나드는 혈류가 제한되면, 심장근육이 스트레 스를 받아 경련을 일으킨다. 미세혈관 질환은 남성보다 여성에 게 훨씬 더 흔하게 나타나는데, 아마도 여성의 혈관이 더 가늘어 서 쉽게 손상되는 탓인 듯하다. 이 병 또한 진단이 극도로 힘든 것은 일반적인 검사(혈관조영 검사와 심전도)가 이 병의 탐지에 적 합하지 않기 때문이다. 이 병의 치료법에 대한 광범위한 연구도 이루어진 적이 없어서, 일반적인 고혈압약과 고콜레스테롤 약을 사용하고 결과를 지켜보는 수밖에 없다.

이처럼 지식이 부족한 탓에, 많은 여성들이 자신에게 이 병이 있음을 알지도 못하고 지내다가 갑자기 심장발작을 일으킨다. 이미 앞에서 보았듯이, 심장발작을 일으킨 뒤에도 정확한 진단 을 받지 못하는 경우도 있다. 메이요 클리닉의 심혈관 전공 교수 인 샤론 헤이즈 박사는 랜디 영과의 인터뷰에서 "미세혈관 질환 으로 협심증 증상을 겪는 여성들은 때로 자신이 미친 줄 알고 정신과 진료를 받으려 한다. 심장에 아무런 문제가 없다는 의사의 진단 때문이다. 그 여성들은 단순히 치료를 제대로 못 받는 데서 그치지 않고, 말을 해도 남들이 믿어주지 않는 경험을 하고 있다"고 말했다.[4]

하지만 이 부문에서 이제는 희망이 보인다. 바브라 스트라이샌드 여성 심장 센터의 C. 노엘 베어리 머즈 소장이 여성의 심장 질환 치료와 연구를 변화시키려는 움직임을 이끌고 있다. 그녀의 연구는 에스트로겐 수치와 심장질환 사이의 관계를 조사하고 여성들의 임상실험 참여를 독려해, 흉통을 호소하지만 동맥 혈전은 보이지 않는 환자들을 위한 해법을 만들어내는 데에 집중되어 있다. 그녀가 실시한 임상실험에서는 관상동맥 미세혈관 기능장애를 발견하는 데 자기공명영상MRI 스트레스 검사가 일반적인 혈관조영 검사나 심전도에 비해 우월하다는 사실이 이미 밝혀졌다. 이 연구 결과가 전국의 병원에서 채택되어 여성의 심장 질환을 진단하고 목숨을 구하는 데 쓰이기를 바랄 뿐이다.

바스마 사프다르 박사는 응급의학 전문의로서, 응급실을 찾는 여성 환자들 중 흉통을 호소하지만 스트레스 검사와 혈관조영 검사에서는 정상으로 나오는 사람들을 위해 애쓰고 있다. 심장 양전자단층촬영positron emission tomography, PET을 이용해 관상동맥 미세혈관 기능장애의 생리적 특징을 찾아내는 것이 그녀의 연구 주제다. PET는 장기나 혈관의 중요한 신진대사 변화를 세포 단위까지 보여줄 수 있다. 거듭되는 흉통을 호소하는 환자와 관상동맥 미세혈관 기능장애 사이의 관계를 조사하면, 여성에게 흔히 나타나는 다른 혈관 관련 질환들, 예를 들어 신부전, 비만, 수면 장애, 치매, 당뇨병 등도 찾아낼 수 있다. 사프다르 박사는 여성이 심장질환으로 생사의 기로에 놓이기 전에 필요한 치료를 받을 수 있게 되기를 바라며, 내게 다음과 같이 말했다.

장기간 흉통에 시달린 많은 여성들과 이야기를 나눠본 덕분에, 이제 나는 심장의 미세혈관 질환을 찾아내는 것이 대단히 중요하다고 믿게 되었다. 그런 질환은 환자를 오랫동안 괴롭힌 증상을 설명해 줄 뿐만 아니라, 정확한 진단과 치료에도 도움이 된다. 또한 미세혈관 질환은 대개 심장에만 영향을 미치는 것이 아니므로, 여러 장기에 기능부전이 발생할 위험이 있는 환자를 찾아낼 수 있게 해준다는 점도 중요하다. 뇌나 콩팥 같은 다른 장기에 증상이 나타나는 것은 시간문제일 뿐이다. 우리는 이 병을 빨리 발견해서 진행을 늦추기 위한 조치들을 반드시 실행해야 한다.

심장질환에서 여성에게는 독특한 위험 요인이 있다

심장질환을 앓는 여성은 남성과 다른 증상을 나타낼 뿐만 아니라, 다른 위험 요인 또한 갖고 있다.

고혈압, 고콜레스테롤, 당뇨병, 비만, 흡연 같은 전통적인 위험 요인들이 여성에게도 영향을 미치는 것은 사실이지만, 여성의 생리적 차이 때문에 아직 광범위한 연구가 더 필요하다. 예를 들어 전통적인 위험 요인이 여성과 남성에게 다른 '비중'을 지닌다는 사실은 이미 알려져 있다. 통계적으로 흡연은 남성보다 여성에게 심장병 발병의 더 큰 위험 요인이고, 고혈압은 남성에게 더 큰 위험 요인이다. 그러나 호르몬 수치, 지방 분포, 신진대사 같은 요인들이 여성의 심장병에 어떤 영향을 미치는지는 아직 밝혀지지 않았다.

이제야 조금씩 문헌에 등장하기 시작한 여성만의 독특한 위험 요인도 있다. 최근 연구에서 밝혀진 사실에 따르면, 자간전증, 자간, 자궁내 발육 지연, 임신성 당뇨 등 분만 전후의 합병증과 심장병 사이에 관련성이 있다. 임신 중에 이런 문제를 겪은 여성은 전신 염증 수치가 높은 경우가 많아서 관상동맥 질환이 발생할 위험이 높다.[5]

류머티즘 관절염 같은 자가면역질환 또한 여성의 심장병과 관련된 요인인지 연구가 진행되는 중이다. 염증과 미세혈관 질환 사이에 연관성이 있기 때문이다. 클리블랜드 심장연구소는 2017년에 발표한 글에서 "병의 진행은 관절에서 멈추지 않는다. 염증이 피부, 눈, 폐, 심장 등 전신의 여러 시스템을 손상시킬 수 있다. 예를 들어, 염증으로 동맥이 좁아지면 혈압이 오르고 심장으로 향하는 혈류가 줄어드는 식이다. 그러니 류머티즘 관절염 환자들이 심장발작을 일으킬 위험이 50퍼센트 높고, 심부전 발생률은 두 배나 되고, 말초혈관 질환 발병률 역시 높은 것은 놀랄 일이 아니다"[6]라고 썼다. 《네이처 류머티즘 연구Nature Reviews Rheumatology》에 발표된 논문들을 검토한 글에는 놀라운 통계가 하나 더 있다. 류머티즘 관절염 환자가 요절하는 경우, 심혈관 질환이 원인인 경우가 50퍼센트를 넘는다는 것이다. 공교롭게도, 류머티즘 관절염 환자 중 75~78퍼센트는 여성이다.[7]

이 글을 쓰는 현재, 미국 심장협회는 임상 진료 지침을 개정해서 이런 정보를 일부 포함시켰다. 하지만 여성에게만 작용하는 위험 요인, 기존 위험 요인의 서로 다른 비중, 여성에게 흔히 나타나는 증상은 여기에 포함되지 않았다. 사실 임신 관련 합병증에 대한 정보를 제외하면, 성별의 차이는 거의 고려되지 않았다. 대단히 우려스러운 상황이다.

적절한 검사로 미세혈관 기능장애 같은 여성 특유의 심장질환 증세를 찾아내지 않는 한 의사가 환자에게 해줄 수 있는 말은 이런 것밖에 없다. "혈관조영 검사와 심장 카테터 삽입 결과가 모두 정상입니다. 따라서⋯ 아마도 불안증인 듯합니다."

다시 말해서 여성들은 여전히 "전부 당신의 상상"이라는 말을 듣고 있다는 뜻이다.

여성의 심장질환 진단을 어렵게 하는 불안증

불안증도 문제가 된다. 미국 여성들이 진단받는 정신질환 중 두 번째로 많은[8] 이 병의 증상, 즉 심한 공황발작이 언뜻 보기에 심장질환의 증세와 대단히 흡사해 보이기는 한다. 치명적인 심장 발작에 대해 불안증 진단을 받은 여성들 중에 사실은 관상동맥 미세혈관 기능이상처럼 여성에게 나타나는 심장병을 앓고 있었던 경우가 얼마나 될지 궁금하다. 그러나 그런 데이터가 수집된 적이 없어서 지금으로서는 그 답을 알 길이 없다.

분명한 것은 불안증 진단을 받은 사람들이 심장발작을 일으킬 가능성이 통계적으로 더 높다는 점이다. 그리고 불안증 환자 중 여성의 비율이 남성의 두 배 이상이다.[9] 네덜란드 틸뷔르흐 대학의 한 연구 팀은 25만 명이 넘는 사람들의 통합 데이터를 살펴본 결과, 불안증을 자주 경험하는 사람에게 관상동맥 질환이 생길 가능성이 26퍼센트 높고, 심장 관련 문제로 세상을 떠날 가능성도 48퍼센트 높다는 사실을 발견했다. 스웨덴에서 실시된 또 다른 연구에서는 불안증 환자의 심장발작 위험이 두 배 이상 높다는 결론이 나왔다.[10]

그렇다면 문제는 이것이다. 여성에게 심장질환이 생기는 것은 불안증 때문인가? 아니면 심장질환이 불안증 같은 증상을 보이는 탓에 오진이 발생하는 것인가?

앞으로 여성의 심장병에 대한 지식이 계속 쌓여서 이런 의문의 결정적인 해답을 찾을 수 있기를 바란다. 그러면 여성에게만 나타나는 심장병 증상들을 조기에 발견해서 효과적인 치료를 하는 데 도움이 될 새로운 방법들이 만들어질 것이다. 미세혈관 질환을 구체적으로 겨냥한 검사들이 생겨나고 있지만, 안타깝게도 아직 쉽게 이용할 수 있는 수준은 아니다. 그래도 내 동료인 C. 노엘 베어리 머즈 박사와 바스마 사프다르 박사의 노력 덕분에 앞으로 몇 년 안에 모든 응급실에서 이런 검사를 흔히 사용할 수 있게 되기를 바라고 있다.

그때까지는 여성 불안증 환자가 심장발작과 비슷한 증상(공황발작, 숨 가쁨, 흉통 등)을 겪는 경우 의료진에게 철저한 심장 검사를 요구할 것을 권고한다. 심장 검사에는 다음의 것들이 포함된다.

- 심전도
- 혈중 염증 수치 검사
- 전통적인 위험 요인과 그렇지 않은 위험 요인에 대한 철저한 평가
- 위험 요인 평가에서 증상의 원인이 심장질환으로 판명되는 경우, 스트레스 검사(증상이 심장과 관련되었다는 느낌이 오는 경우 환자 본인이 직접 스트레스 검사를 요구할 수 있다.)

이런 조치는 불안증이 증상의 원인인지 아니면 심장병으로 인해 불안증이 생긴 건지 판단하는 데 도움이 될 것이다.

마지막으로, 의료계에서 시행되는 모든 조치에는 게슈탈트라는 요소가 일부 포함되어 있음을 반드시 기억해야 한다. 의사가 다양한 정보를 조합해 환자의 증세를 모두 대변하는 가설을 세운 뒤, 상황에 맞춰 자신의 판단력을 적용할 것이라고 사람들이 기대한다는 뜻이다. 심장질환을 다루는 아주 엄격한 절차가 있다 해도, 환자의 증상이 심장발작과 일치하는지 의사가 의문을 품을 여지는 언제나 존재한다. 이처럼 전문가의 판단력이 작용할 여지가 있다는 사실은 좋은 것이다. 그러나 무의식적인 편견이 작용할 여지 또한 있다는 점이 문제다.

이런 의미에서 불안증은 게슈탈트를 작동시키는 도화선이다. 우리 사회에서 불안증에는 낙인이 찍혀 있어서, 불안증 환자는 흔히 선천적으로 정신이 약하거나 덜 객관적인 사람으로 여겨진다. 그래서 의사가 여성 환자의 증상을 설명할 길이 없고 여성의 심장질환이 남성과는 다른 증상을 나타낸다는 정보 또한 갖고 있지 않을 때는 쉽게 불안증 진단을 내려버릴 때가 많다.

불안증 과잉 진단이라는 주제는 5장에서 더 자세히 살펴보겠지만, 우선 여기서는 환자가 스스로를 믿고 자신의 증상을 낮잡아 보거나 의심하지 말아야 한다고 조언하고 싶다.

내가 여자 제자들에게 항상 하는 말이 있다. '사과를 하지 말라'는 것이다. 여성들은 아무 잘못이 없을 때도 매사에 미안하다고 사과한다. 우리가 앞에서 설명한 심장병 증상을 겪고 있는 여성 불안증 환자라면, 자신의 증상에 대해 사과하는 일을 그만두고 필요한 치료와 보살핌을 요구해야 한다.

이를 위한 첫 단계는 의사와 솔직하게 대화를 나누는 것이다. 대략 이런 말을 하면 될 것이다. "평소의 불안증 증세와는 조금 다른 것 같은데요. 이 증상을 설명할 수 있는 다른 방법이 없나요?" "전에 공황발작을 겪어봐서 아는데, 이번에는 달라요. 혹시 스트레스 검사를 받아보면 어떨까 싶은데요." 이런 말을 던지면, 의사도 자신의 생각을 말하면서 환자의 증상에 대해 이러이러한 판단을 내린 이유를 설명할 것이다.

최대한 솔직하고, 명확하고, 상세한 대화를 해야 한다. 또한 환자의 병력에 대해 의사가 모든 정보를 갖고 있는 것은 아니라는 점도 명심해야 한다. 환자가 복용 중인 약, 과거 병력, 수술 이력 등을 요약해서 들려줄 수도 있다. 만약 비타민제나 건강 보조제를 복용 중이라면, 그것 역시 말해 줘도 될 것이다. 그리고 나서 의사에게 차트의 내용과 그 정보를 비교해 보라고 요청한 뒤, 자신의 증상이 단순히 평범한 불안증이나 스트레스 관련 증후군이 아닌 것 같다고 생각하는 이유를 설명한다.

도움이 필요하거나 어떤 질문을 던져야 할지 잘 모를 때는 병원에 갈 때 친구나 가족을 데려가는 방법도 있다. 그들은 환자 본인보다 더 객관적인 시각에서, 환자가 미처 생각하지 못한 질문을 던질 수 있을 것이다.

여성들이 자신의 심장을 위해 할 수 있는 가장 좋은 일은 바로 이렇게 의료진과 대화를 시작하는 것이다.

여성의 심장병은 남성의 심장병처럼 치료받지 못한다

심장병의 증상이 여성과 남성에게 다르게 나타난다는 사실, 그리고 현재의 검사들과 진단 방법으로는 여성의 심장병을 진단하기가 더 어려운 이유를 분명히 살펴보았다. 그렇다면 자신이 심장병을 앓고 있다는 사실을 이미 아는 여성의 경우는 어떨까? 그렇지 않은 여성에 비해 다행히 더 좋은 치료 결과를 기대할 수 있을까?

안타깝게도 그렇지 않다. 남성 중심적인 의료 모델은 그들에게도 도움이 되지 않는다.

1장에서 언급한 줄리를 기억하는가? 동맥 폐색을 앓던 그녀가 거듭 오진을 받는 바람에 아슬아슬한 상태까지 갔던 것이 이례적인 사례라고 말할 수 있다면 좋겠지만, 그럴 수가 없다. 줄리와 같은 사례는 미국 전역의 응급실과 진료실에서 매일 발생한다. 줄리의 사례가 흥미로운 것은 그녀의 증세가 남성 중심적인 모델의 '전형'과 일치했기 때문이다. 그러나 예순다섯 살 남성의 전형적인 증상이 서른두 살 여성의 몸에 나타날 수 있다는 생각을 아무도 하지 못했다는 것이 문제였다.

세계심장연합에 따르면, 여성은 남성과 똑같거나 비슷한 증상을 나타낼 때조차 남성과 같은 진단검사를 받지 못할 가능성이 높다. 따라서 심장병을 앓고 있는데도 처음에 오진을 받을 가능성이 남성에 비해 50퍼센트 높다.[11] (이런 경우 불안증 진단이 나올 때가 많다!) 혈관 우회 수술, 스텐트 시술 등 막힌 동맥을 뚫어주는 치료법을 남녀 모두에게 적용할 수 있다는 지침이 있는데도, 여성이 이런 치료를 받을 가능성은 34퍼센트 낮다. 아스피린 치료법을 권고받을 가능성도 16퍼센트 낮고, (콜레스테롤 수치를 낮춰주는) 스타틴을 처방받을 가능성도 24퍼센트 낮다. 세계심장연합의 연구는 또한, 이런 치료 격차가 좁혀졌을 때 여성의 사망률이 극적으로 낮아져 거의 남성과 비슷해졌음을 밝혀냈다.

수축기심부전이라고 불리는 심장질환을 지닌 남녀 환자를 살펴본 또 다른 연구는 "수축기심부전을 지닌 여성의 수명이 남성보다 긴 것은 사실이지만, 남성에 비해 길어진 그 기간 동안 삶의 질이 떨어진다. 심리적, 신체적 장애를 스스로 크게 느끼기 때문이다. 수축기심부전과 관련해서 이러한 성차가 발견되는 이유는 의사들이 인정하는 것이든 그렇지 않은 것이든 아직 밝혀지지 않았다. 여성들은 지금도 남성에 비해 최적이라고 할 수 없는 치료를 받고 있으며, 이런 격차가 발생하는 뚜렷한 이유는 발견되지 않는다"[12]는 결론을 내렸다.

간단히 말해서, 여성은 남성과 똑같은 치료나 보살핌을 받지 못한다. 또한 이러한 격차가 널리 알려져 있을 뿐만 아니라 기록으로 남아 있는데도, 계속 이런 일이 벌어지는 '이유'를 아는 사람은 전혀 없는 것 같다.

문제 중 하나는 연구자들이 질병의 여성적 패턴과 위험 요인을 중요한 변수로 고려할 만큼 성차에 대한 교육을 받지 못했다는 점이다. 그들은 단순히 심장은 심장일 뿐이며, 남성에게 적용되는 결과와 통계가 당연히 여성에게도 적용될 것이라고 가정한다.

나는 2015년 CBS의 아침 방송 프로그램에서 이런 잘못된 인식의 완벽한 사례를 보았다. 그날 방송에 나온 저명한 의사는 (심전도와 스트레스 검사에서) 심장이 건강하다고 판명된 중년 남성은 향후 10년 동안 심장질환으로 사망할 가능성이 낮을 뿐만 아니라 폐암과 결장직장암에 걸릴 가능성 또한 낮다는 연구 결과에 대해 이야기했다. 그 연구에 여성도 포함되었느냐고 누군가가 묻자, 그 의사는 이렇게 대답했다. "공교롭게도 이 연구는 남성만 살펴보았습니다. 여성의 경우도 비슷한 결과가 나올 것으로 보입니다. '그러나' 그런 연구는 아직 발표되지 않았거나, 제가 살펴보지 못했습니다."[13] 이 저명한 의사조차 심장발작을 일으킬 위험이 몹시 높은 여성이 스트레스 검사에서는 '정상'으로 나올 수 있다는 사실을 모르는 듯했다.

남성만을 대상으로 한 연구 결과가 이처럼 아무렇게나 여성에게도 적용된다는 사실에 경각심을 느껴야 마땅한데도, 의료계에서는 이런 일이 일상이다. 게다가 스트레스 검사 결과가 미래의 건강을 짐작할 수 있게 해주는 중요한 지표라는 인식을 대중에게 심어주는 것은 부정확할 뿐만 아니라 위험하기까지 하다.

"그래도 저건 옛날 일이잖아요!"라고 반박하고 싶더라도 내 말을 믿어야 한다. 저런 일은 지금도 계속 일어나고 있다. 최근 나는 《미국 의학협회 심장학 저널*Journal of the American Medical Association (JAMA) Cardiology*》에서 심장병과 운동의 관계를 15년 동안 연구한 결과를 상세히 설명한 논문을 읽었다.[14] 《뉴욕 타임스*New York Times*》는 이 연구를 인용하면서 "연구자들은 대부분 50대인 남성 21,758명의 기록에 초점을 맞췄다(여성은 포함시키지 않았지만, 후속 연구에 포함시킬 계획이다)"[15]고 썼다.

나는 고개를 절레절레 저으며 생각했다. '왜 항상 뒤늦게 생각난 것처럼 여자를 언급하는 거지?'

여성과 심장병에 대한 잘못된 인식은 여성의 심장병을 치료하는 방법과 시기, 치료 정도에도 영향을 미친다. 병원에서 흉통 유닛을 운영하는 방식이 아주 훌륭한 예다.

흉통 유닛은 대체로 이름 그대로의 곳이다. 흉통(또는 심장병과 관련된 여러 전통적 증상)을 겪는 사람들을 보내 관찰하고 검사하는 곳이라는 뜻이다. 환자가 심장발작이 의심되는 증상을 호소하지만 응급실 의사가 보기에 심장발작을 확신할 수는 없을 때, 환자는 흉통 유닛에서 약 24시간을 보내게 된다. 이곳의 의료진은 수차례의 혈액검사와 심전도를 실시하며, 경우에 따라 스트레스 검사도 실시한다. 정말로 문제가 있다는 것이 확실해지면 환자는 심장 병동으로 보내지고, 그렇지 않으면 퇴원 지시가 떨어진다.

흉통 유닛의 목적은 심각한 심장발작일 가능성이 있기는 한데 딱히 촌각을 다투는 것 같지 않거나 전형적인 증상이 나타나지 않는 환자들에게 안전망을 제공해 주는 것이라고 한다. 그러나 어떤 환자들이 흉통 유닛으로 보내지는지 살펴보면, 이 시스템 전체가 남성 중심적인 모델을 기초로 만들어졌음을 쉽게 알 수 있다.

심장발작 때 흉통은 남녀 모두에게 나타날 수 있지만, 흉통이 나타나지 않는 환자도 있다. 이런 환자 중에 당연히 남성도 포함되기는 한다. 그러나 통계적으로는 여성의 비율이 압도적이다. 심장발작의 핵심 증상인 흉통이 나타나지 않는 남녀 환자는 모두 치료 결과가 나쁜 편이다. 거의 모두 진단과 치료가 늦어지기 때문이다.

응급실에서 검사와 관찰을 위해 흉통 유닛으로 보낼 환자를 정하는 데에는 여러 가지 기준이 있다. 혈중 효소 수치, 심전도 결과 등 여러 요소(여성의 심장발작을 정확히 진단하는 데 항상 효과적이지만은 않다고 확인된 것이 많다)가 고려된다. 또한 의사로 하여금 "이 환자의 증상이 심장병 때문일 가능성이 얼마나 될까?"를 고민하게 만드는 게슈탈트 요인도 있다. 이렇게 주관적인 판단을 내릴 때, 실수가 많이 발생한다. 결국 의사도 인간에 불과하기 때문이다.

심장병의 패턴이 성별에 따라 다르다는 사실은 곧 여성이 흉통 유닛으로 보내질 가능성이 낮다는 뜻이다. 추가 검사나 치료 없이 퇴원 조치될 가능성이 더 높다는 뜻이기도 하다. 관찰과 검사를 위한 절차들은 여성 특유의 증상을 찾아내는 데 맞춰져 있지 않다. 따라서 심장이 촌각을 다투는 위험에 빠져 있는 여성 환자조차 정확한 진단을 받지 못하고 그냥 집으로 돌아가는 일이 발생한다.

설사 여성이 흉통 유닛에 보내진다 해도, 남성 환자와 똑같은 검사를 받을 가능성이 낮다.

나는 동료인 에스더 K. 추 박사, 앤터니 M. 나폴리 박사와 함께 흉통 유닛 입원환자에 대한 연구를 실시했다. 그 결과 "급성 심혈관질환의 진단에 검사를 이용하는 데 의사의 성별이 영향을 미칠 수 있다"[16]는 사실을 발견했다. 예를 들어, 남성 의사는 임상적인 변수를 조정한 통계에서도 여성 환자에게 스트레스 검사 결과를 적용할 가능성이 낮았다. 남성 의사와 여성 환자 사이의 상호작용과 관련해서, 의사결정의 격차가 존재한다고 짐작할 수 있는 결론이다.

심장전문의는 흉통 유닛에 입원한 환자들에 대해 최종적인 결정을 내리는 사람이다. 환자에게 추가 검사를 실시할지 퇴원시킬지를 최종적으로 결정하는 사람이라는 뜻이다. 그런데 이런 판단에는 주관이 상당히 작용하므로, 의사가 원래 갖고 있던 편견이 영향을 미칠 수 있다. 여성 특유의 심장병 증세에 대한 지식 부족 또한 영향을 미친다. 그렇게 해서 여성의 심장발작이나 심부전이 간과되거나, 잘못 진단되거나, 적절히 치료되지 못하는 상황이 발생한다.[17]

여성 심장병 환자의 치료 결과에 영향을 미치는 마지막 요인은 심장발작 이후의 치료다. 랜디 영은 「여성의 심장 건강을 향한 길」이라는 글에서 이렇게 썼다. "여성의 급성 심근경색acute myocardial infarction, AMI에 대한 미국 심장협회의 과학적인 발표에 따르면, 'CR(cardiac rehabilitation, 심장 재활)로 환자를 보내는 것이 AMI 이후 치료의 질을 가늠하는 척도 중 하나로 지정되어 있지만 지난 30년 동안 치료 대상 여성 중 80퍼센트 이상이 CR을 이용하지 못했다.'"[18] 여성이 실제로 재활치료를 받는다 하더라도, 남성보다 덜 포괄적인 치료를 받는 듯하다.

여성의 심장병에 대한 연구가 남성의 경우만큼 많지 않다

심장병은 여성의 사망원인 중 1위를 차지하고 있는데도, 대규모 심장병 연구에 여성은 여전히 인구 비율만큼 포함되지 않는다. 사실 심장병 관련 연구의 참가자 중 여성은 평균 30퍼센트 수준에 불과하다. 또한 여성이 대규모로 참가하는 경우에도, 처음부터 성별에 따른 분석을 실시하도록 설계된 연구가 거의 없다. 따라서 여성을 많이 참가시킨다고 해서 반드시 여성에 대해 더 많은 정보를 얻을 수 있다고 보기 힘들다. 오히려 심장병 진단과 치료의 남성 중심 모델을 뒤집기보다는 더 '강화'하는 정보가 나올 뿐이다.

좋은 예를 하나 들어보자. 남성 심장마비 환자가 응급실로 실려오면, 내가 이번 장 첫머리에서 묘사한 것과 같은 상황이 자주 벌어진다. 응급구조사가 심폐소생술을 실시하고, 모두가 환자에게 달려온다. 그리고 환자의 심장박동을 정상으로 되돌리기 위한 '전기충격' 치료가 실시된다. (요즘은 텔레비전 드라마에 나오는 넓적한 판을 사용하지도 않고 충격을 주기 전에 극적으로 숫자를 세지도 않지만 그래도 대략 어떤 상황인지 감이 올 것이다.)

이때 대부분의 사람들이 모르는 사실이 있다. 남성 심장마비 환자에게서는 이른바 심실세동이 나타날 가능성이 높다는 것. 심실세동은 심장이 박동하기보다는 '가늘게 떨리는' 형태의 심장 부정맥을 말하는데, 그 결과로 환자는 의식을 잃고 맥박도 거의 사라지거나 완전히 사라진다. 심실세동은 '충격 치료가 가능한' 증상이다. 심장근육에 전기충격을 주면 심실의 움직임을 관장하는 전기신호가 '리셋'되어 심장이 다시 정상적으로 뛰는 경우가 많다는 뜻이다.

한 연구에서는, 심실세동 환자의 심장을 다시 뛰게 만든 뒤 환자의 체온을 낮추면 염증의 위험을 낮추고 뇌를 보호하는 데 도움이 된다는 사실이 밝혀졌다.[19] 체온이 과도하게 높을 때보다는 낮을 때 수명이 더 길어진다는 데서 착안한 연구 결과다. 체온이 낮을수록 신진대사에 사용되는 에너지가 줄어들기 때문이다. 따라서 냉각 패드나 정맥주사 등을 이용해서 심실세동 환자의 체온을 낮추면, 환자의 뇌를 비롯한 중요 장기들이 단기적인 혈류 부족으로 인해 손상되는 것을 막는 데 도움이 된다.

이 연구 결과가 의료계를 엄청나게 흥분시킨 것은 사실이다. 전국의 병원들은 즉시 이 간단한 냉각 절차를 시행하기 시작했다. 그러나 나는 중대한 문제가 있음을 금방 발견했다. 이 연구는 심실세동 환자만을 대상으로 했고, 공교롭게도 심실세동 환자는 대부분 남자라는 것.

여성 심장마비 환자는 무맥성 전기 활동pulseless electrical activity, PEA 또는 심장무수축 상태로 실려 올 때가 많다. 심장이 아예 박동을 멈춰서 심전도에 평평한 선만 나타나는 경우다. 그리고 텔레비전 드라마에서 묘사되는 것과 달리, 이 증상은 전기충격으로 바로잡을 수 없다. 심장이 자발적으로 다시 뛰지 않는 이상 (가끔 실제로 이런 일이 일어난다), 우리가 사용할 수 있는 도구는 에피네프린과 구식 심폐소생술뿐이다.

이것은 남성 중심적인 시각 덕분에 남성 환자의 치료에는 혁신적인 방법들이 생겨나지만 여성은 그 혜택을 잘 누리지 못한다는 사실을 보여주는 수많은 사례 중 하나에 불과하다. 심실세동 환자는 예후가 좋은 편이라서, 연구를 설계하는 사람의 관점에서 보면 뇌손상 방지 효과를 평가할 때 PEA 환자보다 더 좋은 연구 대상이다. 임상적으로도 윤리적으로도, 더 좋은 효과를 볼 수 있는 연구를 하는 편이 일리가 있다.

문제는 연구자들이 심실세동을 대상으로 선정했다는 데 있지 않다. 이 연구가 환자의 생명을 구하는 데 엄청난 영향을 미칠 가능성이 있는데도, 연구 대상이 된 증상의 특징 때문에 여성이 인구 비율만큼 포함되지 않았다는 데 있다. 이런 연구 덕분에 심실세동 환자를 치료할 때의 선택지는 늘어났지만, 여성 심장마비 환자를 치료할 수 있는 도구는 늘어나지 않았다. 심실세동이 나타나지 않은 환자에게는 방금 설명한 방법을 사용하는 것이 승인되지 않았기 때문이다.

현재 진행 중인 연구 중에 '충격 치료가 가능하지 않은 환자'의 체온을 낮추는 문제를 들여다보는 것이 있다. 이 연구 결과가 나오면, 위에서 언급한 문제 중 많은 부분을 해결할 수 있을 것이다. 그러나 이 연구 결과가 응급실에서 PEA 환자를 치료할 때의 알고리듬에 포함되는 데에는 앞으로 오랜 시간이 걸릴 것이다. 이런 일은 상당히 흔하다. 학자들은 먼저 남성 모델을 중심으로 연구의 구조를 짠 뒤, '후속' 연구에서 같은 치료법이나 절차가 여성에게 어떤 영향을 미치는지 살펴본다. 그리고 이런 후속 연구가 승인을 받아 시행되는 기간 동안 여성들은 어쩌면 생사를 가를 수도 있는 치료법의 혜택을 누리지 못한다.

옛날부터 지속되는 또 다른 문제도 있다. 여성들이 그냥 배제되는 것. 2장에서 의학이 남성 중심으로 발전하게 된 경위를 설명하면서 언급했듯이, 가임기 여성은 대부분 임상시험에 참여하기 위해 먼저 임신검사를 받아야 한다. 또한 시험기간 중에 언제든 여성이 임신할 수 있다는 문제도 있다.[20] 최근 한 응급실 의사 겸 연구자가 브라운 대학에 강연자로 초청되어 왔을 때 내게 솔직히 인정한 얘기가 있다. 자신이 근무하는 병원이 임신검사에 드는 시간과 비용을 줄이려고 응급실 기반 연구에서 여성 환자를 배제해 버렸다는 것이다. 일부 임상 환경에서 여성의 몸이 인간을 연구하는 데 반드시 필요한 요소가 아니라 효과적인 연구의 방해물로 간주되는 현실을 잘 보여주는 사례다.

뇌졸중: 또 다른 살인자

심장병과 마찬가지로 뇌졸중도 혈류와 관련된 치명적인 증상이다. 심장이 아니라 뇌로 가는 혈류가 문제라는 점이 다를 뿐이다.

심장병의 경우와 마찬가지로, 뇌졸중에도 남성 모델과는 거의 겹치지 않는 여성 특유의 위험 요소와 증상이 존재한다. 남성 뇌졸중 환자는 대개 갑작스러운 반신마비를 일으킨다. 눈꺼풀이 처지고, 말투가 어눌해지고, 몸의 감각이 사라지는 등 전통적인 뇌졸중 증상이 이때 나타난다. 반면 여성 환자에게는 편두통과 비슷한 두통이나 갑작스러운 감정 변화가 나타난다. 이런 특징에 대해 잘 아는 의료진이 아니라면 오진을 할 가능성이 높다.

최근 응급실에서 바로 이런 사례가 발생했다. 교대 시간에 새로 근무를 시작하는 조는 아직 공식적인 진단이 나오지 않았거나 다른 병동으로 이전되지 않은 환자들을 평가할 수 있는 기회가 생긴다. 문제의 그날 내가 출근하기 전에 어느 노인 요양원이 버디라는 별명으로 불리는 여성 노인을 우리 병원으로 보냈다. 그날 아침에 정신적인 상태에 조금 변화가 생겼고, 두통을 호소했으며, 손을 잘 움직이지 못해 애를 먹었다고 했다. 요양원 직원은 요로감염증을 의심했다. 여성 노인에게 흔히 나타나는 이 질병은 정신 상태의 변화를 일으킬 때가 많다. 그래서 소변검사를 실시했으나, 아직 결과가 나오기 전이었다.

"뇌졸중은 생각해 봤어요?" 나는 근무를 마치고 퇴근하는 직원에게 물어보았다.

"그냥 머리만 아프다고 하던데요." 누군가가 대답했다. 그것만으로 뇌졸중은 생각할 필요가 없다는 듯이.

버디의 소변검사 결과가 정상으로 나왔기 때문에, 우리 팀은 다시 그녀를 진찰했다. 그리고 신경과 의사에게 연락한 뒤 MRI 검사를 지시했다. 검사 결과 실제로 뇌졸중 징후가 보였다.

뇌졸중은 현재 미국 여성의 사망원인 중 3위를 차지한다. 뇌졸중으로 사망하는 여성이 유방암 사망자보다 무려 두 배나 많다! 그러나 여성 뇌졸중 환자가 독특한 증상을 보인다는 사실은 최근에야 밝혀졌다. 지금도 많은 의사들은 남녀 환자의 위험 요소와 증상에 어떤 차이가 있는지 잘 알지 못한다. 따라서 여성의 뇌졸중은 오진되는 경우가 흔하다. 버디도 하마터면 그렇게 될 뻔했다.

남성은 여성에 비해 일과성허혈발작을 일으킬 가능성이 조금 더 높다. 일과성허혈발작은 몇 분, 몇 시간, 며칠 만에 증상이 사라지는 소규모 뇌졸중 발작으로, 증상이 사라진 뒤에는 진단이 어렵다. 그런데도 모든 뇌졸중 사망자의 절반 이상이 여성이다.

내 생각에는, 일과성허혈발작 증상이 남녀에게서 다르게 나타날 수 있다는 점이 여기에 부분적으로 관련되어 있는 것 같다.

뇌졸중 발작으로 피가 돌지 않은 뇌의 일부가 몸의 아주 작은 부위나 특정한 인지기능을 담당하는 경우, '뇌졸중 같지 않은' 증상이 나타날 수 있다. "오늘 조금 이상한 일이 있었어요. 5분 정도 내 말투가 이상해지더니 지금은 괜찮네요." 여성 환자에게서 이런 말을 들을 수 있다는 뜻이다. "오늘 한 시간 정도 머리에 안개가 낀 것처럼 완전히 멍했는데 지금은 괜찮네요." 이런 여성 환자도 있을 수 있다. 이럴 때 뇌에서 혈전이나 혈류 장애를 찾으려고 하면 아무것도 나타나지 않는다. 혈전은 이미 용해된 뒤다. 일과성허혈발작 진단이 지극히 어려운 이유가 바로 이것이다. 여성이 증상을 과장하기 일쑤라는 주관적인 인식에도 역시 이것이 영향을 미친다.

이런 이유로 여성의 뇌졸중은 오진되거나 가볍게 무시당할 때가 많다. 요로감염증, 편두통, 그리고 (여러분도 짐작하듯이) 불안증 같은 흔한 질병으로 오인되기도 한다. 이로 인해 치료가 늦어지면, 목숨이 위험해질 수 있다.

전체적으로 봤을 때, 여성 환자에게 부작용이 나타날지도 모른다는 두려움이 의료계에 퍼져 있는 듯하다. 이것이 여성 뇌졸중 환자의 치료에 영향을 미친다. 혈전 억제제 다비가트란의 처방 현황을 들여다본 한 연구에서는, 처방 지침에 따르면 남녀 모두에게 똑같은 양을 처방해야 하는데도 의사들이 대체로 여성에게는 투여량을 낮춰서 처방하는 것으로 드러났다. 혈전과 뇌졸중 예방을 위해 남성 환자에게는 지침대로 150밀리그램이 처방되는 반면, 여성 환자에게는 110밀리그램이 처방될 때가 많았다.[21] 따라서 이 약을 처방받은 여성의 치료 효과는 남성에 비해 일관되게 뒤떨어졌다. 그러나 여성에게도 지침대로 150밀리그램을 처방하면, 치료 결과가 향상되었다. 왜 여성 환자에게 투여량을 낮춰서 처방했느냐고 물었을 때, 많은 의사들은 여성이 넘어져서 다칠 가능성이 높기 때문에 혈액 응고를 막는 혈전 억제제의 양을 줄였다고 대답했다(이 약을 복용 중에 부상을 당하면 과다 출혈이 발생할 수 있다). 그러나 이러한 주장을 뒷받침할 데이터는 전혀 없다. 따라서 여성이 남성보다 더 많이 넘어진다는 의사들의 인식으로 인해, 목숨을 구해줄 수 있는 약의 투여량을 낮춰서 처방하는 일이 일상이 되었다고 볼 수 있다.

이 사례는 이보다 더 광범위한 문제, 즉 여성이 선천적으로 남성보다 약하기 때문에 보호받아야 한다는 인식과 연결되어 있다. 이 무의식적인 편견에 대해서는 8장에서 자세히 살펴보겠지만, 여기서는 여성이 올바른 치료를 받기 위해 남성보다 훨씬 더 열심히 애를 써야 하는 현실에 이 편견이 영향을 미친다고 지적해 두겠다. 여성은 한 번, 두 번, 세 번, 거듭 증상을 호소하며 치료를 요구하는 것에 대해서도 왠지 사과해야 할 것 같은 주변의 압박을 느낀다.

여성에게 최선의 방법은 자신의 위험 요인을 미리 알아두는 것이다. 예를 들어, 전조가 있는 편두통은 허혈성 뇌졸중의 위험 요인이며, 편두통 환자 중 여성의 비율은 무려 70퍼센트나 된다. 그 밖의 위험 요인으로는 고혈압, 피임약 등 합성 호르몬 복용, 임신 등이 있다.[22] 아프리카계 미국인 여성의 뇌졸중 위험은 같은 나이의 백인 여성에 비해 두 배나 된다. 겸상 적혈구 빈혈증 (아프리카계 미국인에게 가장 흔하게 나타나는 유전적 질병)을 비롯한 여러 위험 요인 때문이다. 고혈압, 비만, 당뇨가 흑인 여성에게 더 많이 나타나는 경향이 있다는 점도 여기에 영향을 미친다.[23]

여성에게만 나타나는 뇌졸중 증상을 알아두는 것도 필수적이다. 구글에서 그냥 '뇌졸중 증상'을 검색해 보면, 남성 뇌졸중 환자의 사진만 나올 뿐 여성의 증상에 대한 자료는 거의 없다. 미국 뇌졸중 학회 국제 뇌졸중 회의에서 발표된 한 유망한 연구 결과에 따르면, "여성은 통증, 정신 상태의 변화, 현기증, 두통, 기타 신경학적 증상과 비신경학적 증상 등 전형적인 뇌졸중 증상으로 꼽히지 않는 증상들을 호소하는 경우가 43퍼센트 더 많았다."[24]

따라서 여성은 다음의 증상들이 뇌졸중의 전조일 수 있다는 사실을 반드시 알아두어야 한다.

- 의식 상실/실신
- 전체적으로 힘이 빠짐

- 숨 가쁨이나 호흡곤란
- 혼란, 방향감각 상실, 무반응
- 갑작스러운 행동 변화나 정신 상태의 변화
- 흥분
- 메스꺼움이나 구역질
- 딸꾹질
- 두통
- 목과 신체 말단 통증을 포함한 통증
- 발작

보다시피 여성의 뇌졸중 증상은 다른 질병의 증상과 많이 겹친다. 이로 인해 의료진이 병을 잘 알아보지 못하고, 그 결과 치료가 늦어져 좋은 결과를 기대하기 힘들어진다. 뇌졸중을 일찍 알아보고 진단해야만 tPA처럼 가장 효과적인 혈전용해제를 사용할 수 있다. 빨리 치료를 시행하지 않으면, 뇌나 혈관에 돌이킬 수 없는 손상이 발생할 수 있다. 브라운 대학교 응급의학과에서 성차 연구를 이끌고 있으며 뇌졸중에 나타나는 성차에 대해 미국 최고의 전문가 중 한 명인 내 동료 트레이시 매드슨 박사는 이 분야에서 중요한 지식의 공백을 메워준 연구를 주도적으로 시행했다. '신시내티/켄터키 북부의 뇌졸중 연구에서 성별에 따른 조직 플라스미노겐 활성제(tissue plasminogen acivator, tPA-옮긴이 주) 적용 분석'이라는 제목의 이 연구에서 매드슨의 연구 팀은 개인별 tPA 배제 기준에는 약간의 차이가 있지만 전체적으로 봤을 때 남녀 모두에게 이 약이 비슷하게 적용된다는 사실을 증명했다.[25]

그렇다면 의문이 생긴다. tPA 사용기준이 남녀 모두에게 비슷하게 적용된다면, 《미국 심장협회 저널》에 발표된 연구에서는 왜 여성에게 tPA가 처방될 가능성이 남성에 비해 30퍼센트 낮다는 결과가 나왔을까?[26] 이 연구를 시행한 매튜 리브스 박사 팀은 "여러 연구들 사이에 상당한 차이가 있기는 하지만, 급성 뇌졸중 발작을 일으킨 여성 환자는 혈전용해 치료를 받을 가능성이 남성에 비해 일관되게 낮게 나타났다. 이러한 성차의 근원을 밝히기 위한 추가 연구가 필요하다"는 결론을 내렸다.

매드슨 박사의 연구는 tPA 사용에 나타나는 성별 차이가 의료진의 편견과 관련되었을 가능성을 시사한다. 예를 들어, 의료진이 여성 특유의 뇌졸중 증상에 대한 정보를 알지 못해 뇌졸중을 빨리 알아차리지 못하는 경우를 말한다. 이런 편견은 또한 여성 뇌졸중 환자의 예후가 남성에 비해 일관되게 나쁘다는 점과 장기간 요양 시설에 머무를 가능성이 높다는 점에도 영향을 미치는 듯하다.

내가 보기에는 이 모든 정보가 하나의 패턴을 완성한다.

1. 심장발작과 뇌졸중 등에서 여성의 치료 결과가 남성에 비해 나쁘다. 왜? →

2. 남녀 모두 똑같은 치료를 받는가? 아니라면? →

3. 남녀가 똑같은 치료를 받지 않는 이유는? 같은 치료를 적용할 수 없기 때문인가? 남녀가 똑같은 진단검사를 받는가? 아니라면? →

4. 의료진이 여성 환자와 남성 환자의 같은 질병을 알아보는가? 여성의 증상이 다르게 나타나는가? 그렇다면? →

5. 여성의 증상이 다르게 나타나는 이유는? 병리적인 측면에서 실제로 신체적 차이가 있기 때문인가, 아니면 젠더와 문화적 기준 때문인가?

우리는 여성을 진단하거나 치료할 때마다 이 일련의 질문들을 스스로에게 던져야 한다.

나의 연구 부서는 이런 패턴들을 연구하고 있다. 점점 뒤로 거슬러 올라가서 근본 원인을 찾아내고, 궁극적으로는 기초교육 자료와 치료 절차의 변화를 이끌어내는 것이 우리의 목적이다. 여성이 생물학적으로 남성과 다르다는 점에는 의문의 여지가 없다. 따라서 이런 차이가 영향을 미치는 모든 분야를 계속 찾아내서 우리가 사용하는 방법들을 조정할 필요가 있다.

이렇게 해보자

여성으로서 우리는 자신의 생식기관에 대해, 즉 자신을 여성으로 만들어주는 분명한 기관에 대해 아주 잘 알고 있다. 훌륭한 일이지만, 건강을 전체적으로 파악하는 데에는 이것만으로 충분하지 않다. 특히 여성의 사망률과 삶의 질을 논할 때가 그렇다. 심장발작과 뇌졸중 등 여성들의 중요한 사망원인에 대한 진실을 알고, 교과서에 실린 남성의 증상과는 다른 증상이 나타날 때에도(특히 이럴 때) 그런 질병을 알아보는 법을 터득하는 것이 우리의 건강을 지키는 데 필수적이다.

이번 장에서 터득한 지식을 실생활에 적용하는 최선의 방법은 직관, 추론 능력, 상식을 이용하는 것이다. 많은 지식을 지닌 의사도 환자의 증상을 자기 몸으로 직접 느낄 수는 없다. 환자와 같은 증상을 직접 경험할 수는 없다.

심장병, 뇌졸중/일과성허혈발작과 일치하는 증상을 보이지만 그런 병에 걸릴 만한 '전통적인' 위험 요인이 없는 환자는 오진을 받을 가능성이 있다. 1장에서 언급한 줄리나 버디가 그런 사례다. 다음의 지침들은 이런 환자들이 필요한 치료를 받는 데 도움이 될 수 있다.

- 심장병이나 뇌졸중과 관련해서 의사가 설명한 것과는 다른 문

제가 자기 몸에 있다는 느낌이 들면, 의사와 대화를 시작한다. 우선 이렇게 물어볼 수 있다. "어떤 기준으로 그 진단을 내리신 겁니까?" 만약 환자의 혈압과 콜레스테롤 수치가 높지 않고, 환자가 흡연자가 아니라는 점을 의사가 근거로 내세운다면, 이렇게 대답하면 된다. "하지만 여자들에게만 나타나는 다른 위험 요인들이 나한테 있는데요." 예를 들어 둘째 아이를 낳을 때 자간전증으로 인해 분만유도제를 사용한 일이나, 미세혈관 질환의 위험을 높이는 염증 질환이 그런 위험 요인이 될 수 있다.

- 의사의 진단에 대해 걱정하는 점을 밝히고, 자신이 심혈관 질환이나 신경혈관 질환을 의심하는 이유를 말한다. 주로 육감을 바탕으로 이런 우려를 하는 경우라도 상관없다. 이런 대화를 통해 더 많은 대화, 검사, 관찰의 가능성이 열릴 것이며, 궁극적으로 필요한 지원과 치료를 받는 데 도움이 될 것이다.

- 미세혈관 장애의 위험이 있거나 그 질환의 증상이 있는 경우, 그 상황에 맞는 스트레스 검사를 요구할 수 있다(병원에 그런 시설이 있는 경우를 말한다).

- 자신이 현재 사용 중인 약에 대해 의사에게 분명히 밝혀야 한다. 특히 피임약 복용 여부가 중요하다. 또한 호르몬 패치를 삽입했는지, 자궁내 장치를 사용 중인지도 밝혀야 한다. 응급실에 들어온 여성 환자에게 사용 중인 약이 있느냐고 물으면 없다고 대답할 때가 아주 많다. 그러나 호르몬제는 혈전의 위험을

높이기 때문에, 심장이나 뇌의 건강에 큰 영향을 미친다. (호르몬의 역할에 대해서는 6장에서 더 자세히 이야기하겠다.)

핵심 요약

- 심장발작과 뇌졸중은 '남자의' 병이 아니다. 오늘날 미국에서 이 두 질병은 여성들의 사망원인 중 각각 1위와 3위를 차지한다.
- 심장발작과 뇌졸중에서 여성 환자의 증상과 전조는 남성과 크게 다를 수 있다. 여성 특유의 증상을 미리 알아두는 것이 빠른 진단과 치료에 필수적이다.
- 여성들은 남성 환자에게 흔히 나타나는 '동맥 폐색'보다는 미세혈관 장애처럼 분산적인 질환을 나타낼 때가 많다. 따라서 일반적인 검사로는 여성의 심장병을 정확히 찾아내기 힘들다. 심장에 문제가 있는 여성의 오진 가능성도 남성에 비해 높다.
- 심장발작과 뇌졸중에는 여성 특유의 위험 요인이 있다. 피임약과 자궁내장치 같은 호르몬제의 사용, 임신과 산후 합병증, 편두통, 염증 질환 등이 여기에 속한다.
- 의료진에게 자신의 증상을 이야기할 때는 최대한 상세하고 명확하게 설명해야 한다.

4장

다른 몸을 위한 약

약학의 여성적 측면

마리아로사는 목소리도 크고 잘 웃는 40대 후반의 건강한 여성이었다. 그녀는 건설 회사의 프로젝트 매니저였으며, 손주가 있는 할머니였다. 또한 아이를 키우고 돌보는 능력이 선천적으로 탁월했다. 응급실로 여러 차례 내원하는 과정에서 그녀는 응급실 직원들과 친해져서 항상 그들의 어린 자녀의 안부를 묻고, 자기 나름의 단호한 인생 상담도 해주었다.

마리아로사는 병원에 올 때마다 증상이 달라지는 것 같았다. 처음 몇 번은 심한 허리통증을 호소했다. 무슨 짓을 해도 통증이 계속 심해지기만 한다는 것이었다. 하지만 우리는 확실한 진단을 내리지 못했다. 마리아로사는 척추협착증 수술도 받았지만 효과가 없었다. 우리뿐만 아니라 그녀를 진찰한 다른 의사들도 진통제의 양을 계속 늘리면서 건강한 식단과 가벼운 요가를 권고하는 것 외에는 다른 해결책을 내놓을 수 없었다. 결국은 통증이 너무 심해져서 의료진은 그녀에게 옥시코돈(마약성 진통제의 일종-옮긴이 주)을 처방하면서, 정해진 투여량으로도 효과가 없을 때는 이부프로펜을 보조제로 복용하라는 지시를 내렸다. 그 뒤에도 그녀는 통증이 견딜 수 없을 만큼 심한데 진통제를 더 먹으면 위험할 것 같을 때 응급실을 찾았다. 그러면 우리는 스테로이드 주사를 놓고, 링거주사로 진통제를 투여했다. 하지만 언제나 확실한 해결책 없이 그녀를 집으로 돌려보낼 수밖에 없었다.

통증이 마리아로사의 수면에도 영향을 미친 것은 당연한 일이었다. 밤에 몇 번이나 잠에서 깨다 보니, 지속적인 피로로 일에도 영향이 미쳤다. 그녀의 주치의는 수면을 위해 베나드릴과 졸피뎀을 처방했다.

그렇게 심한 통증에 시달리면서 잠도 제대로 자지 못하는 생활은 마리아로사의 정신에도 문제를 일으켰다. 그녀가 불안증을 호소하자, 담당 의사는 불안증 약을 권고했다.

그런데 다시 응급실을 찾은 마리아로사는 심한 요로감염증을 앓고 있었다. 그녀를 진찰한 의사는 염증이 콩팥까지 퍼져 상황이 악화되는 것을 막으려고 강력한 항생제인 시프로를 처방했다.

내가 마리아로사를 마지막으로 보았을 때, 그녀는 들것에 누워 있었다. 그녀를 둘러싼 간호사들과 인턴들은 그녀의 심장을 되살리려고 미친 듯이 심폐소생술을 실시했지만 소용이 없었다. 어머니를 위해 911에 전화했던 딸의 설명에 따르면, 마리아로사는 "하루 종일 몸이 조금 안 좋았지만 딱히 걱정할 정도는 아니었다." 그런데 딸과 손주들을 위해 저녁 식사를 요리하다가 갑자기 쓰러졌다고 했다.

마리아로사에게 무슨 일이 있었던 걸까? 특발성 허리통증이 어떻게 돌연 심장사로 이어진 걸까?

많은 약과 늘어나는 위험

마리아로사가 죽음에 이른 것은 많은 의사들이 생각하는 것보다 흔한 문제 때문이었다.

의사들이 많이 입에 올리지는 않지만, 이 문제는 널리 퍼져 있다. 미국 성인들이 평균적으로 네 가지 이상의 처방약을 사용하고 있다는 것. 여성들은 남성에 비해 약을 처방받을 가능성이 통계적으로 더 높고, 여러 의사에게서 약을 처방받을 가능성도 높다(환자가 사용 중인 약에 대해 이 의사들이 모두 알 것이라고 볼 수는 없다. 이런 정보는 대부분 환자 본인의 입을 통해 전달된다).[1] 또한 대부분의 의약품 임상시험이 주로 남성을 대상으로 실시되는 탓에 (아예 여성이 배제될 때도 있다) 여성들은 약의 부작용과 약물 간 상호작용을 경험할 가능성이 높다.

마리아로사의 경우, 그녀가 처방받은 여러 약들의 효과가 중첩되면서 심실빈맥이 발생했고 그것이 결국 돌연 심장사로 이어졌음이 거의 확실하다.

안타깝게도 이런 일은 언제나 발생한다. 부정맥(심장이 정상적으로 박동하지 않는 상태)은 약물 간 상호작용의 '직접적인 결과'일 때가 많다. 여성의 QT 간격(다시 말해서 심장박동 사이의 '휴지기')에 다양한 처방약이 영향을 미칠 때면, 단순한 부정맥에서 심실빈맥(다형성 심실빈맥), 무수축(심전도상의 평평한 선), 돌연 심장사에 이르기까지 다양한 결과가 나타날 수 있다.

마리아로사가 허리통증 때문에 '치료의 나선'에 빠지기 전에는 심장에 아무런 이상이 없는 것 같았다. 그런데 어쩌다 그런 지경에 이르렀을까? 진통제, 불안증 약, 스테로이드, 항생제가 합쳐지면 죽음의 칵테일이 된다는 사실을 의사들이 알았어야 하지 않을까?

아마 알았어야 할 텐데, 그들은 알지 못했다. 마리아로사가 남자였다면 그 약들을 함께 먹어도 같은 결과가 나올 가능성이 낮았을 것이다. 아니, 전혀 위험하지 않았을 수도 있다.

이 무서운 남녀 차이를 이해하는 열쇠는 바로 QT 간격에 있다. 남성의 QT 간격은 여성보다 짧다. 사춘기 때 테스토스테론이 부쩍 늘어난 덕분이다. 간단히 말해서, 남성의 심장이 한 번 수축한 뒤 다시 수축할 때까지 회복하는 데 걸리는 시간이 여성에 비해 짧다.

진통제, 소염제, 스테로이드, 수면 보조제, 항생제, 항히스타민제, 항우울제 등 많은 처방약이 QT 간격을 점점 늘리는 효과를 발휘한다. 이런 약을 한 가지만 사용할 때는 이런 효과가 미미하기 때문에 대개 그리 걱정할 필요가 없다. 그러나 일정한 기간에 걸쳐 여러 종류의 약을 동시에 사용한다면, QT 간격이 너무 늘어난 나머지 심장박동이 흐트러지게 된다. 심장이 조금 퍼덕거리다가… 그대로 멈춰버리는 것이다. '약물 유발성 다형성 심실빈맥'이라고 불리는 이 현상은 남성보다 여성에게 더 흔히 나타난다. 여성은 테스토스테론의 보호 효과가 없고, 남성보다 더 많은 처방약을 사용하기 때문이다. 독일에서 2008년부터 2011년 사이에 실시된 한 연구에서는, '긴 QT 증후군' 환자 중 대다수 (66퍼센트)가 여성이었으며, 이 여성 환자들 중 60퍼센트가 세계보건기구 기준을 적용했을 때 약물 관련 사례인 것으로 확인되었다.[2]

마리아로사의 경우 QT 간격이 위험 수준으로 넘어간 것은 항생제 때문이었다. 그러나 미국 전역에서 수많은 여성들이 새로운 항우울제, 섬유근육통 치료를 위한 새로운 면역억제제 등으로 인해 같은 일을 겪을 수 있다. 심지어 처방전 없이 살 수 있는 제산제를 매일 조금씩 더 먹기만 해도 역시 위험해질 수 있다.

우리 응급실이 아닌 다른 곳에서 마리아로사를 진료한 의사들이 다양한 약물의 상호작용과 관련해서 여성이라는 성별이 독자적인 위험 요인이 될 수 있다는 사실을 몰랐을 수 있다. 또한 여성들은 여러 의사를 만나 서로 겹치는 약을 처방받는 경우가 많다(각각의 의사들은 환자가 말해 주지 않는 이상 기존 처방약에 대해 모를 수 있다). 그리고 지금의 의료 시스템은 새로운 약을 처방할 때 QT 간격을 고려하지 않는다. 이런 이유들로 인해 마리아로사는 어쩌면 목숨을 구해줄 수도 있었던 검사와 다른 치료법을 제공받지 못했다. 내가 일하는 응급의학과가 성차의학의 첨단에 서 있다 해도, 요로감염증 치료를 위해 간단한 항생제를 처방하면서 여성 환자의 QT 간격까지 일상적으로 확인하지는 않는다.

우리가 더 주의를 기울일 필요가 있다.

신진대사는 음식에만 적용되는 것이 아니다

QT 간격 문제는 남녀의 수많은 생리적 차이 중 하나에 불과하지만, 이런 성차가 얼마나 치명적인 결과를 낳을 수 있는지 잘 보여준다. 심장 기능이라는 이 중요한 분야 외에도, 여성은 뼈의 구조와 구성, 체지방 구성과 분포, 조직 탄력성, 신경 기능 등 다양한 분야에서도 역시 독특한 특징을 나타낸다.

남녀 사이의 커다란 차이를 하나 더 꼽자면, 체내에서 다양한 화합물을 처리하는 방식이 있다. 이것은 여성의 체내에서 의약품이 소화되고, 처리되고, 분배되는 방식이 남성과는 다르다는 뜻이다. 따라서 여성은 처방약을 사용하면서 예상치 못한 부작용을 경험할 때가 더 많다.

이런 차이를 뚜렷이 보여준 글은 2014년에 테레사 추 박사가 《U.S. 파마시스트_U.S. Pharmacist_》에 발표한 논문이다. 추 박사는 "신진대사(1단계와 2단계)에서 나타나는 성차가 남녀 사이의 약물동태학[체내의 약물 반응]적 차이의 가장 큰 원인으로 보인다. 많은 CYP450 효소(1단계 신진대사)의 활동에 성별에 따른 차이가 나타난다. 2단계 효소 중 대부분은 여성보다 남성에게서 더 활발히 작용한다. …성차는 약물 흡수, 약물 분포, 배출 등 기타 약물동태학적 파라미터에서도 발견된다. 이런 남녀 차이에도 불구하고, 성별에 따른 투여량 권고가 마련되지 않은 약물이 대부분이다"[3]라고 썼다. 소화하기에 좀 버거운 인용문일 수도 있으나, 핵심은 가장 마지막 문장이다.

남녀 간의 신진대사 차이가 뜻밖의 장소에서 나타나는 사례를 하나 들어보자.

여성의 알코올 신진대사가 남성과 다르다는 말은 모두 들어보았을 것이다. 남성에게 권고되는 알코올 양은 하루에 술 두 잔인 반면, 여성은 한 잔에 불과하다. 여성은 남성에 비해 절반밖에 안 되는 알코올만으로도 술에 취한다.

이런 성차가 발생하는 원인은 알데하이드탈수소효소ADH라고 불리는 효소다. 남자들에게는 이 효소가 아주 많다. 위벽과 간에 모두 ADH가 존재하며, 대단히 활성화되어 있다. 반면 여성의 위벽에는 ADH가 거의 없거나 전혀 없고, 간에서도 남성에 비해 덜 활성화되어 있다. 따라서 남성은 술을 마시는 즉시 알코올 신진대사가 시작되어 알코올이 혈류로 들어가기도 전에 많은 양이 소화되는 반면, 여성의 경우에는 알코올이 혈류로 들어간 뒤에야 간에서 ADH가 분비되기 때문에 소화과정이 느리고 비효율적이다. 체지방 비율과 분포 또한 모종의 역할을 하는 듯하다. 체지방 비율이 높을수록, 같은 양의 알코올을 섭취해도 혈중알코올농도가 높다.[4] 그런데 여성은 일반적으로 남성보다 체지방 비율이 높다.

성별에 따른 이런 신진대사 차이로 키, 몸무게, 나이가 똑같은 남성과 여성이 똑같은 양의 알코올을 섭취했을 때 여성이 알코올의 효과를 더 빨리, 더 강하게 느낀다. 술을 세 잔 마신 뒤에는, 여성의 혈중알코올농도가 남성에 비해 25퍼센트 더 높아질 것이다.

오래전 의대 수업에서 이것을 배울 때가 기억난다. 당시 우리가 기억하고 배워야 하는 수많은 사실들 중 하나였을 뿐인데, 유난히 내 주의를 끌었다. 그래? 남자랑 여자가 다르다고? 왜? 이런 생각이 들었다. 하지만 수업이 계속 진행되면서 곧 다른 주제와 다른 숫자들이 나왔기 때문에 내 의문은 그대로 가라앉았다.

나중에 나는 공중보건 자료에 이 사실이 적혀 있는 것을 보았다. 내 친구의 자녀들이 고등학교 보건 수업 시간에 배우는 자료였다. 그러나 우리는 알코올의존증 발생률이나 주취 상태의 부상 가능성이 여성에게 더 높다는 공중보건상의 문제뿐만 아니라 더 커다란 문제들도 고려해야 한다. 사실 우리 몸이 ADH를 분비하도록 진화한 건 단순히 술을 소화하기 위해서가 아니지 않은가!

사실 ADH는 알코올뿐만 아니라 다양한 의약품과 화합물을 분해하는 데에도 부분적으로나마 관련되어 있다. 대단히 널리 쓰이는 수면 보조제 졸피뎀도 그런 약물 중 하나다.

여성의 알코올 신진대사 과정이 남성과 다르듯이, 졸피뎀 신진대사 과정도 다르다. 이유는 똑같다. 남성의 경우, 졸피뎀 분해 과정은 위에서 시작될 가능성이 높지만, 여성의 경우에는 혈류에서 시작된다. (졸피뎀 신진대사에 ADH가 관여한다는 사실이 여러 연구에서 드러났지만, 다른 효소들도 많이 작용할 가능성이 높다. 그리고 그중에는 성차를 나타내는 효소가 많을 것이다.) 이런 신진대사 과정의 차이로, 이 약을 먹은 다음 날 아침 여성의 혈청 농도는 남성에 비해 거의 두 배나 된다. 그래서 몸이 비틀거리고, '머리에 안개가 낀 것처럼 멍한' 증세가 나타난다. 일부 여성들은 술에 취했을 때처럼 몸을 잘 가누지 못하기도 한다.

이런 현상을 그냥 넘길 수는 없다. 여성들도 바삐 살아가고 있으며, 맡은 일을 지속적으로 잘 수행하기 위해 수면 보조제를 먹는 경우가 많다. 그러나 남녀의 신진대사 과정에 나타나는 자그마한 차이가 커다란 결과를 낳을 수도 있다는 사실을 연구자들이 잘 모른 탓에, 여성들은 사실상 기능이 저하된 상태로 깨어나 하루를 보냈다. 졸피뎀과 관련된 연구 중 일부는 운전 시뮬레이션을 이용했다. 실험실과 실제 현장에서 졸피뎀을 복용한 여성의 운전 솜씨는 술에 취한 사람과 비슷했다. 남성의 생리적 반응을 기준으로 설정된 투여량에 따라 졸피뎀을 복용한 여성이 일으킨 자동차 사고로 사망자와 부상자가 얼마나 발생했는지 우리는 아직 정확히 모르지만, 그 수가 적지는 않을 것이다.

안타깝게도 이 현상은 이 약이 출시되고 오랜 세월이 흐른 뒤에야 비로소 발견되었다. 생각해 보면 뜻밖의 일은 아니다. 당시 정부의 관련기관은 졸피뎀과 관련해서 불만을 제기한 사람들 중 대다수가 여성 또는 여성의 주치의이며, 모두 비슷한 부작용을 보고했다는 사실을 알아차렸다. 처음 임상시험 때 남녀 간의 신진대사 차이와 혈청 농도 차이가 중요하게 여겨지지 않은 것은(임상시험에서 실제로 여성의 혈청 농도가 남성보다 높다는 사실이 분명히 증명되었다), 연구자들이 성차를 대수롭게 생각하지 않아서 최종 보고서를 작성할 때 부작용을 성별에 따라 구분해 놓지 않았기 때문이다. 그 뒤에 시행된 남성 중심적인 연구들(나중에 복제약을 생산하는 데 이용된 연구들도 포함) 역시 이 문제를 잡아내지 못했다.

하지만 이 약이 처음 출시된 20년 전에도, 관련된 정보는 이미 모두 알려져 있었다. 여성의 ADH 수치가 특정 화합물 처리에 영향을 미친다는 사실이 이미 알려져 있었다는 뜻이다. 졸피뎀이 출시될 당시, ADH가 이 약의 분해에 관여한다는 사실을 연구자들이 알았을까? 나는 이 질문에 확실히 대답할 수 없지만, 수천 명의 여성이 나서서 부작용을 호소할 때까지 누구도 이 사실들을 조합해서 간단한 결론을 도출하지 못한 것은 사실이다.

이런 사례가 졸피뎀만 있는 것은 아니다. 미국회계감사원의 2001년 보고서에 따르면, 1997년부터 2001년까지 시장에서 퇴출된 처방약 10종 중 8종이 여성에게 더 위험한 것으로 밝혀졌다.[5] 이보다 더 심각한 것은 그 '위험' 중 3분의 1이 다형성 심실빈맥이었다는 점이다. 즉 다른 위험 요인이 없던 여성들이 돌연 심장사를 한 뒤에야 이 약들이 퇴출되었다는 뜻이다.

호르몬이 약물 신진대사에 미치는 영향

남녀 간의 신진대사 차이는 효소에만 국한되지 않는다. 여성은 월경주기의 여러 기간별로 약물 대사에 차이를 드러낸다.

경련성 발작을 가라앉히는 강력한 약인 페니토인(항간질약으로 흔히 사용되는 약-옮긴이 주) 같은 중요한 약물의 혈청 농도가 어느 시기에 위험할 정도로 낮아질 수 있다는 뜻이다. 여성은 호르몬이 요동치는 시기에 돌파 발작breakthrough seizure(한동안 발작이 없다가 갑자기 발작을 일으키는 경우를 일컫는 말. 처방받은 항경련제를 깜박 잊고 복용하지 않는 것이 중요한 원인 중 하나로 꼽힌다-옮긴이 주)을 자주 일으키는데, 이로 인한 낙상이나 자동차 사고로 심각한 부상을 입을 수 있다.

월경주기는 약물과 관련된 QT 간격 연장에도 영향을 미친다. 월경주기 중 어느 시점에 일부 약물이 QT 간격을 더욱 많이 연장시킨다는 사실이 이미 증명된 바 있다. 만약 폐경 전의 여성 환자가 QT 간격을 늘리는 약을 여러 종류 복용하고 있다면, 월경주기 중 특정 시점에 무수축을 비롯한 여러 심장 이상을 일으킬 위험이 훨씬 더 높다.

이처럼 여성의 월경주기가 약물 신진대사에 확연한 영향을 미치며 이로 인해 여성이 피해를 입을 가능성이 있다는 사실이 분명히 밝혀졌는데도, 처방 지침에는 이와 관련된 언급이 거의 없다. 예를 들어 특정 종류의 의약품(일부 HIV 약, 항경련제, 항우울제, 벤조디아제핀[신경안정제에 속하는 향정신성의약품 중 하나-옮긴이 주], 항생제 한 종류)이 피임약의 효과를 떨어뜨릴 수 있다는 정보가 분명히 존재하지만, 월경주기 중 호르몬 수치가 갑자기 오르거나 떨어지는 바람에 혈청 농도가 달라질 수 있는 시기에 약의 투여량을 어떻게 정해야 하는지 알려주는 대안적인 기준을 나는 어디서도 찾지 못했다. 월경 이전의 돌파 발작이나 QT 연장 가능성은 약을 처방할 때 아예 논의조차 되지 못하는 경우가 다반사다. 응급실에서도 이런 종류의 합병증 가능성은 거의 고려되지 않는다. 여성들은 아무것도 모르고 있다가 갑자기 놀랄 수밖에 없다.

이런 논의에서 또 하나 고려해야 할 것은, 약물이 호르몬에 어떤 영향을 미치는가 하는 점이다. 특히 피임약처럼 호르몬제를 처방받아 복용할 때 이 점이 중요하다.

최근 한 여성이 '질 출혈과 불안증(치료 우선순위 분류에 따른 결론)'으로 응급실에 들어왔다. 물론 나는 여성 환자와 '불안증'이라는 말을 함께 들을 때마다 귀를 쫑긋 세운다. 그 말을 곧이곧대로 받아들이면 안 된다는 것을 알기 때문이다.

알고 보니 사이라라는 이 여성은 몇 달 전 거듭되는 편두통 때문에 의사를 찾아간 적이 있었다. 의사는 토피라메이트를 처방해 주었다. 편두통에는 효과가 있지만, 경구 피임약의 효과에

간섭을 일으키는 약이었다. 하지만 그 의사는 이 점을 사이라에게 말해 주지 않았다.

한 달 뒤 사이라는 임신했다. 그녀는 남편과 의논 끝에 지금은 경제적인 면에서나 다른 면에서나 식구를 늘릴 시기가 아니라는 결정을 내리고, 근처 병원에 가서 낙태를 도와주는 약을 처방받았다. 며칠 동안 심한 출혈과 복통을 겪은 뒤 사이라는 이제 가장 힘든 시기가 끝난 줄 알았다. 그러나 약 4주 뒤 심한 복통과 질 출혈이 다시 시작되었다.

사이라의 병명은 '불안증'이 아니었다. 고통과 두려움에 시달리고 있을 뿐이었다. 초음파검사 결과, 우리가 '잔류태반'이라고 부르는 물질을 제거하기 위해 응급 경관확장 자궁소파술 dilatation and curettage, D&C이 필요하다는 사실이 확인되었다. 만약 사이라가 응급실로 오지 않았다면 전신감염과 출혈 등 심각한 부작용을 겪었을지도 모른다. 심지어 아예 불임이 되었을 수도 있었다.

이미 며칠 동안 출근하지 못한 사이라는 이제 병원에 입원해야 했다. D&C에는 전신마취(여기에도 나름의 위험이 따른다)가 필요하기 때문이었다. 직장을 며칠 더 쉬어야 할 뿐만 아니라, 세 자녀를 돌봐줄 사람도 구해야 한다는 뜻이었다. 남편까지 직장을 쉰다면 그만큼 수입이 줄어들 수 있었다.

사이라에게 약을 처방한 의사가 편두통 약이 피임약에 영향을 미칠 수 있다는 사실을 미리 알려주기만 했다면, 그녀가 겪은 건강상의 문제와 식구들의 어려움, 경제적 문제를 모두 피할 수 있었다. 의학의 전 분야에서 여성의 생식권에 더 커다란 가치를 부여해야 한다는 사실을 알려주는 또 하나의 사례다. 미국의 가임기 여성 중 경구 피임약을 사용하는 사람은 17퍼센트다(콘돔을 사용하는 비율은 10퍼센트에 불과하다).[6] 따라서 피임약의 효과에 영향을 미칠 수 있는 약이 무엇인지, 그리고 피임약이 다른 약물에 어떤 영향을 미칠 수 있는지를 알아내서 여성들에게 알리는 것이 시급하다.

호르몬제에 대해서는 7장에서 더 자세히 설명하겠지만, 우선은 호르몬제를 포함한 다양한 약물이 여성의 체내에서 남성 모델에는 등장하지 않는 합병증을 일으킬 수 있다는 사실을 반드시 알아두어야 한다.

약물 시험 절차에서 성차가 무시된다

제약 회사들은 이러한 문제를 해결하기 위해 임상시험 3단계(많은 사람을 대상으로 하는 시험)에 여성을 더 많이 포함시키는 방법을 시도하고 있다. 2009년에 실시된 분석 결과에 따르면, 성차 분석이 포함된 신약승인 신청서 중 6~7퍼센트에서 남녀 간의 약물동태학(체내에서 나타나는 약의 움직임)에 '최소한' 40퍼센트의 차이가 나타났다.[7] 보통 연구를 설계할 때 이런 성차를 염두에 두는 경우는 거의 없지만, 드물게 성차를 고려한 연구에서는 여성의 약물 신진대사 양상이 남성과 다르게 나타나는 경우가 40퍼센트를 넘는다는 뜻이다.

이런 압도적인 증거에도 불구하고, 대다수의 약물 임상시험은 성별을 기준으로 남성과 여성의 반응을 별도로 분석하지 않는다. 아예 성차를 염두에 두지 않은 연구에서는 남성과 여성에게 다르게 나타나는 약의 효과가 간단히 상쇄되어버리는 경우가 많다. 특정한 약물을 복용한 남성에게서는 QT 간격의 연장이 나타나지 않는 반면 여성에게서는 그 간격이 위험할 정도로 크게 늘어나는 경우를 예로 들어보자. 연구자들이 이런 결과를 한데 뭉뚱그려 처리하면, 이 약물이 QT 간격에 미치는 영향은 통계적으로 의미 없는 수준이 된다. 그러면 FDA는 신약승인 심사 때 이 자료를 보고 '수용할 수 있는 위험'이라는 판정을 내린다.

전임상시험의 기준 또한 남성 중심적인 결과에 유리하게 맞춰져 있다. 이 과정 중에 연구자들이 실험 대상인 세포의 성별을 아예 모르는 경우가 76퍼센트나 된다. 남성 세포와 여성 세포는 개별적으로도 집단적으로도 서로 다른 양상을 보일 때가 있다. 유전자 발현의 차이가 그 원인이다. 남성 염색체(XY) 패러다임을 기준으로 실험실 배양접시에서 효과가 있었던 물질이 여성 세포(XX)에서도 똑같은 효과를 보일 것이라는 보장은 없다. 그런데도 남성 중심적인 검사 모델이 계속 사용된다.

아이디어를 치료제로 발전시키는 연구 과정이 여기서 조금 더 진행되면, 동물실험이 시작된다. 그런데 의약품 시험에 사용되는 동물 중 약 80퍼센트가 젊고 건강한 수컷이다.

연구가 인간을 대상으로 한 임상시험 단계에 이를 때쯤이면, 남성 세포와 수컷 동물 실험에서 기본적인 효과와 안전성이 이미 '입증'된 다음이다. 과거 연구자들은 실험에 실제로 여성을 포함시키는 경우에도, 여성만의 생리적 특징을 변수로 고려하지 않았다. 그런 변수는 아마 연구 모델에 아예 포함되지도 않았을 것이다. 대신 그들은 이전에 '수컷' 실험 대상에게서 관찰된 부작용의 발현 여부를 살펴보았다. 그리고 이런 관찰 결과를 정리해 FDA에 제출했다.

성차에 대한 무지가 여성에게 얼마나 심각한 영향을 미칠 수 있는지 아무도 모르던 시절에 졸피뎀 같은 약이 얼마나 쉽게 출시되었는지 이제 잘 알 수 있을 것이다. 지금은 성차에 대한 인식이 생기면서 상황이 나아지고 있지만, 변화 속도가 느리다. 최근 FDA가 내놓은 보고서에 따르면, 임상 1단계(처음에 관찰된 효과와 투여량, 최대 투여량 같은 요소들을 확인하는 단계)의 여성 참여율은 아직도 30퍼센트 수준에 불과하다.

그렇다면 여성을 상대로 광범위한 시험을 거치지 않은 약이 출시되어 여성에게 처방되었을 때 어떤 일이 벌어질까? 아직 밝혀지지 않은 부작용의 가능성에 대해 여성들에게 알리거나 그런 부작용으로부터 여성들을 보호하기 위해 어떤 조치가 시행되고 있을까?

이런 조치들은 무서울 정도로 미미하다.

정부 당국이 이런 문제를 조사하게 된 것은 순전히 졸피뎀의 부작용 보고 사례가 너무 많았기 때문이었다. 그 결과 여성의 신진대사 차이를 감안해서 투여량을 절반으로 줄이라는 권고가 나왔다. 그러나 우리가 현재 사용 중인 다양한 약들, 즉 진통제, 고혈압약, 면역억제제, 위산 억제제 등의 대다수는 남성 모델을 기준으로 설계되어 남성 중심적인 시험을 거친 뒤 출시되었다. 따라서 대중적으로 널리 쓰이는 약 중에 여성에게 다른 영향을 끼치는 약이 얼마나 되는지 우리는 전혀 모른다. 솔직히 말해서, 시장 출시 이후의 연구는 제약사들에게 우선순위가 아니다. 국립보건원장인 프랜시스 콜린스 박사는 TED 강연에서 신약 하나가 승인을 받는 데는 14년이 넘는 시간과 10억 달러가 넘는 비용이 든다고 말했다.[8] 이만큼 공을 들인 제약 회사가 어쩌면 제품을 회수해야 한다는 결론이 나올 수도 있는 사후 연구를 굳이 수행할 이유가 별로 없다.

FDA가 시중에 나와 있는 의약품에 대한 증거 수집 작업을 지원하려고 애쓰기는 한다. FDA는 웹사이트에서 이렇게 밝혔다.

"'의약품 평가연구센터의' 부지런한 출시 전 검토에도 불구하고, 의약품의 출시 후 부작용에 대한 활발한 감시 또한 필수적이다. 의약품이 승인을 받기 전에 시행되는 연구에는 기껏해야 수백 명 내지 수천 명의 환자들만이 참여하므로, 그런 연구를 바탕으로 의약품의 부작용을 모두 미리 예측할 수는 없다. 따라서 FDA는 의약품 승인심사 과정에서 드러나지 않은 부작용을 파악하기 위해 출시 후 감시 시스템과 위험평가 프로그램을 운영 중이다. FDA는 환자에게 나타나는 부정적인 반응과 독성 여부 등 부작용을 감시한다. 그리고 이런 정보를 이용해 의약품 라벨을 업데이트하며, 드물게는 해당 의약품의 승인이나 출시 결정을 재심사하기도 한다." 부작용을 보고받아 그 데이터를 검토하는 절차가 분명히 시행되고 있다. (졸피뎀 신진대사의 성차 문제가 발견되어 처방 지침이 변경된 것도 이런 과정을 통해서였다.)

제약 회사들은 의약품의 상호작용이나 합병증 등에 대해 알게 된 모든 증거를 반드시 보고해야 한다. 의사, 간호사 등 의료진이 데이터를 직접 보고하는 방법도 있다. 소비자들 역시 FDA 부작용 신고 시스템FAERS 공공 게시판을 통해 의약품 관련 문제를 신고할 수 있다.[9] 이것은 소비자들이 목소리를 낼 수 있는 환상적인 시스템이다. 그러나 이미 부작용이 발생한 뒤에 신고하는 방식으로는 이미 부작용으로 고통받는 환자를 도울 수 없다는 점이 안타깝다.

내가 보기에는, 대중의 강력한 항의가 있어야만 의약품 연구 방식과 승인 방식이 바뀔 것 같다. 성차 분석을 하려면 실험 대상을 더 늘려서 성별에 따라 별도로 데이터를 분석해야 하기 때문에 연구 비용이 증가한다. 그러나 부작용이 발생했을 때의 비용이 (인간적인 면과 의료 시스템에 가중되는 부담이라는 면에서) 추가 연구 비용을 훨씬 더 뛰어넘는다. 여성들이 나중에 고통을 받지 않도록 지금 당장 관행을 바꿔, 의약품 개발 전 과정에서 남녀의 성별에 따른 시험과 검사를 요구하는 것은 우리의 도덕적, 경제적 의무다.

처방 지침은 여성에 맞게 설계되지 않았다

내 동료이자 뛰어난 심장 전문의이며 『스타틴의 진실: 콜레스테롤 저하제의 위험과 대안*The Truth About Statins: Risks and Alternatives to Cholesterol-Lowering Drugs*』의 저자인 바바라 로버츠에게 일반적으로 널리 쓰이는 약들이 여성에게 불필요하게 처방되는 경우에 대해 물어보았더니, 그녀는 내게 다음의 자료를 보여주었다.

고위험군 여성에게 1차 예방으로 스타틴을 처방하는 것이 심장발작, 뇌졸중, 사망 같은 심각한 결과의 위험을 낮춰준다는 증거는 전혀 없다. JUPITER(Justification for the Use of Statins in Prevention: An Intervention Trial Evaluating Rosuvastatin[스타틴의 예방적 사용에 대한 정당화: 로수바스타틴 평가를 위한 개입 실험-옮긴이 주]) 임상시험에서 여성이 혜택을 보는 것으로 나타났다지만, 그건 순전히 불안정한 흉통 증후군이라는 아주 가벼운 결과를 실험에 포함시켰기 때문이다. 심각한 결과 쪽을 살펴보면, 여성에게는 이로운 점이 전혀 없다.

또한 JUPITER 시험에서 로수바스타틴이 투여된 집단의 여성들에게는 당뇨병 발병 위험이 높아졌다. 스타틴의 2차 예방 효과에 대한 메타분석에서도 여성들에게 나타난 절대적인 위험감소 효과는 고작 3퍼센트로 남성의 절반 수준이다.

오랫동안 환자를 본 경험상, 나는 스타틴이 LDL 콜레스테롤을 낮추는 데는 대단히 효과적이지만 혈관질환의 위험을 낮추는 데는 효과가 없다는 결론을 내렸다. HDL 수치가 낮지 않다면, LDL은 남성에게 약한 위험 요인이고 여성에게는 전혀 위험 요인이 아니다.[10]

리피터라는 제품명으로 널리 알려진 콜레스테롤 저하제 스타틴은 현재 미국에서 가장 많이 처방되는 약 중 하나다. 그러나 이 약을 복용하는 수많은 여성들에게는 혜택이 아예 없거나 거의 없는 듯하다.

이번에도 문제는 역시 남성 중심적인 연구 모델이다.

남성들의 경우 고콜레스테롤은 사실 심장발작의 약한 위험 요인으로 보인다. 높은 LDL('나쁜' 콜레스테롤) 수치가 남성의 동맥에 쌓이는 플라크 양과 어느 정도 상응하는 것은 사실이다. 잘 알다시피, 플라크가 많이 쌓이면 혈관이 막혀 심근경색 같은 '전통적인' 심장발작이 일어난다.

그러나 여성의 경우는 다르다는 사실이 여러 연구에서 밝혀지고 있다. 로버츠 박사가 보내준 자료에 나타나 있듯이, 여성의 경우 HDL 수치가 낮지 않은 이상 높은 LDL 수치는 전혀 위험 요인이 되지 않는다.

그런데도 수많은 여성들이 매일 스타틴을 복용하고 있는 이유는 무엇인가?

많은 사람들이 '거대 제약사'와 그들의 마케팅 전술을 탓할 것이다. 나 역시 그런 주장에 어느 정도 일리가 있다고 확신한다(오래전 리피터가 '심장발작을 막아주는 구세주'로 여겨지던 시절에 본 광고가 생각난다. 나이가 많고 비만한 남자가 날씬한 30대 여성과 나란히 앉아 있는데, 두 사람의 콜레스테롤 수치가 똑같다는 검사 결과를 보여주는 광고였다. 기본적으로 모든 사람이 심장발작 예방을 위해 리피터를 먹어야 한다는 뜻이었다). 그러나 이보다 더 근본적인 문제는 남성에게 좋은 것이 여성에게도 좋을 것이라고 주장하는 의료 모델에 있다. 3장에서 보았듯이 심장 연구(또는 모든 실험)에서 성차가 고려되는 경우는 드물기 때문에,[11] 연구 결과 또한 이런 잘못된 인식을 뒷받침하는 것처럼 보인다.

　시중에서 가장 널리 쓰이는 약들은 대부분 구체적으로 여성을 대상으로 한 시험을 거친 적이 없다. 예를 들어 리시노프릴(ACE 억제제로 분류되는 고혈압 치료제로 현재 미국에서 가장 많이 처방되는 약)은 임신 2기와 3기에 "태아의 콩팥 기능을 저하시키고 태아와 신생아의 사망률을 높인다"고 알려져 있다.[12] 그러나 임신하지 않은 가임기 여성에게 이 약이 어떤 영향을 미치는지, 이 약을 복용하다가 중지하더라도 나중에 임신과 관련된 합병증이 생길 수 있는지에 대해 우리는 아는 것이 거의 없다. 현재 여성들은 단순히 리시노프릴을 끊고 다른 고혈압약을 먹으라는 처방전을 받아 들 뿐이다. 그렇게 새로 처방받는 약들 중에는 임신한 여성을 대상으로 시험을 거친 것도 있고 거치지 않은 것도 있다. (최근 캐나다에서 실시된 연구에 따르면, ACE 억제제 임상시험 중 성차와 관련된 결과를 조금이라도 보고한 사례는 43퍼센트에 불과했다.)[13]

　언뜻 무해하게 보이는 약도 여성에게는 금기가 될 수 있다. 아스피린이 혈전을 막아주는 기능을 하기 때문에 저용량 아스피린 요법이 1차 심장발작 위험을 낮추는 데 도움이 된다는 사실을 예로 들어보자. 이 사실은 이미 상식이 되었으나, 아스피린의 이 효과는 오로지 남성에게서만 관찰된 것이다. 여성의 경우, 아스피린 복용으로 1차 심장발작 위험을 줄이는 효과는 아스피린으로 인한 소화기 출혈, 궤양, 기타 출혈의 위험이 증가하는 부작용을 상쇄하지 못했다. 그런데도 수많은 여성들과 의사들은 아스피린 요법이 남성에게 도움이 된다고 하니 여성에게도 틀림없이 도움이 되는 안전한 방법일 것이라고 생각해 버린다.

남성에게는 구세주인 약이 때로는 여성의 목숨을 앗아갈 수도 있다. 《약물남용 치료 저널Journal of Substance Abuse Treatment》에 발표된 한 연구에서 연구자들은 코카인과 알코올 중독 치료에 전통적인 심리치료와 더불어 흔히 사용되는 중독 치료제인 날트렉손을 남녀 모두에게 고용량으로 투여했다. 그 결과 "심리사회치료와 더불어 매일 150밀리그램의 날트렉손을 투여하자 남성의 코카인과 알코올 사용량, 약물 심각도가 감소한 데 비해, 여성의 코카인 및 알코올 사용량과 약물 심각도는 증가했다."[14] 다시 말해서 알코올이나 마약을 사용했을 때의 도취감을 억제해서 사용자의 약물남용 가능성을 줄여주는 아편유사제 수용체 길항제인 날트렉손이 남성의 알코올 및 마약 사용량은 줄여주었지만, 여성의 경우에는 사용량이 오히려 늘어나서 약물 과용과 마약 관련 부상, 기타 합병증 발생률이 높아졌다는 얘기다. 또한 여성이 이 약의 흔한 부작용인 메스꺼움과 구토에 더 취약하다는 증거도 발견되었다.

날트렉손이 많은 여성에게 효과를 발휘하지 못한 이유가 무엇인지는 아직 모른다. 알코올과 마약이 여성의 경우 다른 수용체에 작용하기 때문일까? 남성은 '들뜬 기분'을 느끼기 위해 술과 마약을 사용하는 반면, 여성은 우울증과 불안증을 달래는 약으로 술과 마약을 이용할 때가 많기 때문일까? 여성의 날트렉손 신진대사 과정이 남성과 달라서 생리적으로 이 약의 혜택을 보지 못하는 것일까?

내가 보기에 가장 걱정스러운 것은 우리가 품은 의문의 개수가 아니라, 치료법을 설계할 때 이런 성차가 고려되지 않는다는 점이다.

게다가 이런 연구 결과들은 의대의 교육자료에도 포함되지 않는다. 얼마 전에 나는 뉴욕에서 여성 의사들과 학생들을 상대로 성차에 관한 강연을 했다. 강연 중에 내가 날트렉손 사례를 말하자, 학생 한 명이 충격받은 표정으로 손을 들었다.

"날트렉손을 처방할 때 환자의 성별을 고려해야 한다는 말을 한 번도 들은 적이 없습니다. 두 달 전 가정의학과 순환근무 때 알코올의존증이 심한 여성 환자를 보았습니다. 거리를 떠돌다가 응급실로 실려 와 목숨을 건진 환자였죠. 그 환자가 병원에서 퇴원한 뒤 후속 치료를 우리 가정의학과가 맡았습니다. 저를 지도하시는 의사 선생님과 저는 그 환자에게 날트렉손을 처방했습니다. 알코올 과용 치료제로 승인된 네 종류의 약 중에서 그 약이 가장 좋은 것 같았거든요. 그런데 한 달도 안 돼서 그 환자가 똑같은 문제로 다시 실려 왔습니다. 이번에도 거의 죽을 뻔했죠. 약을 처방했는데 왜 술과 마약을 끊는 데 도움이 되지 않았는지 그때는 이해할 수 없었습니다!"

내가 대답했다. "그래서 특별히 여성과 관련된 정보와 연구가 필요한 겁니다. 날트렉손처럼 남성과 여성에게 다른 효과를 나타내는 약들이 있습니다. 우리가 아예 정보를 모르는 약들도 있고요. 남녀 차이가 문자 그대로 생사를 가를 수도 있기 때문에, 반드시 고려해야 합니다."

응급실에서 약을 처방할 때마다 나는 속으로 자문한다. '환자의 생물학적 성별이 무엇인가? 처방전에 표기된 약의 투여량을 낮춰야(예를 들어, 졸피뎀) 하나, 아니면 높여야(예를 들어, 프로포폴) 하나? 여성에게만 나타나는 부작용이 있나? 월경주기는 이 약에 어떤 영향을 미치나? 이 여성 환자의 임신 경력은? 그것이 심장질환 등의 발병 위험에 영향을 미칠 수 있을까?' 내가 품은 의문에 대해 어떤 연구 결과도 존재하지 않을 때는 다시 이렇게 자문한다. '이 약의 효능이 잠재적인 위험보다 높은가?' 다시 말해서, 기존의 처방 지침 외에 환자의 성별이 여성임을 고려한 별도의 평가도 해야 한다는 뜻이다.

남녀 간에 차이가 존재한다는 사실을 아는 의사들은 환자를 대할 때 일상적으로 이런 평가를 하게 되었다. 그러나 내 경우 특히 성차의학에 초점을 맞추고 있기 때문에 이런 의식이 더욱 발달한 편이다. 의대에서 배운 지식 중 많은 부분이 특히 성차와 관련해서 이제는 시대에 뒤떨어졌거나 수정되었는데도 그 사실을 모르는 의사가 대부분이다. 환자의 성별과 개인차에 관련된 의학적 데이터가 앞으로 더 많이 나오면, 의료 현장에서 그런 데이터가 일상적으로 사용될 수 있도록 의료진에 대한 재교육과 치료 절차 변화가 일어나기를 바랄 뿐이다. 그러나 지금은 의사와 환자가 직접 상황에 알맞은 질문을 던지고 비판적인 사고력을 발휘해서 알맞은 해법을 찾아내는 수밖에 없다.

복제약 문제

제약 시스템에서 여성에게 특히 큰 영향을 미치는 주요 요소 중 하나로 복제약이 있다.

미국에서 처방되는 의약품 중 복제약의 비중은 80퍼센트가 넘는다. 언뜻 보기에는 복제약이 환자와 의료진 모두의 비용을 낮춰주는 것 같지만, 여성을 미지의 영역으로 더욱 깊숙이 이끄는 역할도 한다. 복제약의 임상시험은 거의 전적으로 젊고 건강한 남성을 대상으로 하기 때문이다. 게다가 비록 핵심 화합물은 처음 나왔던 약품과 동일할지라도, 첨가물과 충전물로 상당히 다른 물질이 사용될 수 있다. 따라서 여성의 경우 복제약이 최초의 특허약만큼 몸에 잘 흡수되지 않거나 미처 예상하지 못한 부작용을 일으키는 경우가 많다.

복제약의 '활성 성분'은 이미 (첫 특허약 개발사가 승인을 받기 위해 실시한 임상시험 덕분에) 환자들에게 사용해도 좋다는 승인을 받은 상태이므로, 복제약 제조 회사들은 이른바 '생물학적 등가성 시험'만 하면 된다. 자기들이 만든 복제약이 체내에서 특허약과 비슷한 효과를 보인다는 점을 증명해야 한다는 뜻이다. 또한 복제약 제조사에는 20퍼센트의 '오차범위'가 허용되는데, 이는 특허약과의 생물학적 등가성이 80~120퍼센트라는 점만 증명하면 약을 출시할 수 있다는 뜻이다. 이런 생물학적 등가성 시험은 거의 전적으로 젊고 건강한 남성만을 대상으로 실시되고, 기간도 겨우 몇 주 정도인 경우가 많다. 생물학적 등가성이 입증되면, 복제약은 곧 시중에서 판매될 수 있다.

복제약 제조사가 시험에 여성을 포함시킬 필요성을 느끼지 못하는 것은, 생물학적 등가성을 확인하기 위한 '교차' 연구만 하면 되기 때문이다. 게다가 남성에게 좋은 것은 여성에게도 좋을 것이라는 잘못된 인식이 여전히 의학계에 널리 퍼져 있는 탓에, 건강한 남성들에게 2주 동안 복제약을 투여하면서 최고 혈청 농도, 흡수율, AUC(area under the curve, 약물의 혈중농도와 시간의 관계를 나타낸 그래프-옮긴이 주)를 확인하고 나서 복제약이 의학적으로 특허약에 필적한다고 판정하는 것이 아주 당연한 일로 받아들여진다.

말은 간단하지만, 복제약과 관련된 여성들의 현실은 훨씬 더 복잡하다.

복제약이 여성에게 미치는 영향이 문제가 되는 것은 단순히 약의 '활성 성분' 때문만은 아니다. 그 성분은 처음의 특허약과 똑같다(물론 그 성분도 여성을 상대로는 한 번도 시험을 거친 적이 없을 수 있다. 남성 중심적인 시험이 연쇄적으로 이어지면서, 그 약이 여성의 몸에 어떤 영향을 미치는지에 대한 정보가 거의 또는 전혀 존재하지 않는 경우들이 있다). 따라서 복제약에서 더 잠재적인 위험 요소는 '비활성 성분,' 즉 충전재다. 알약, 캡슐, 액상, 젤라틴 캡슐의 형태인 약의 부피를 구성하는 물질을 말한다. 의료계에서는 이 성분을 '부형제'라고 부른다.

부형제는 복제약이 몸에 흡수되어 대사되는 과정에 영향을 미칠 수 있다. 특히 남성보다는 여성의 몸에서 크게 다른 반응을 이끌어낼 때가 많다. 많은 복제약에 부형제로 사용되는 폴리에틸렌글리콜PEG을 예로 들어보자. 라니티딘의 복제약(상품명 잔탁) 연구에서, 충전재로 사용된 PEG가 생체이용률을 63퍼센트 높이는 것으로 나타났다. 그래서 연구자들은 활성 성분의 비중을 낮춰도 같은 효과를 낼 수 있을 것이라는 결론을 내렸다.

하지만 문제가 있었다. PEG가 남성의 생체이용률을 높여주는 것은 맞지만, 여성의 생체이용률은 오히려 24퍼센트 낮춘다는 것! 따라서 PEG를 넣은 라니티딘 복제약을 남녀가 같은 양 복용했을 때, 여성은 남성에 비해 대략 절반의 효과만 볼 수 있었다.

이 사례가 유일한 것도 아니다. 시중에서 가장 널리 쓰이는 복제약(처방전이 필요한 약과 그렇지 않은 약 모두 포함) 중 일부에 PEG가 들어가기 때문이다. 여기에는 아세트아미노펜(대표적인 상품명 타이레놀-옮긴이 주), 에스시탈로프람(상품명 렉사프로, 우울증 치료제-옮긴이 주) 등이 포함된다. 심지어 옥시코돈도 마찬가지다.

복제약과 특허약이 여성에게 생물학적 등가성 면에서 다른 효과를 나타낸다는 사실은 이미 여러 연구에서 밝혀졌다. 메이링 첸 박사의 연구 팀은 23종의 약을 대상으로 한 연구에서, AUC 변이성과 관련해 5종의 약(22퍼센트)이 성별에 따라 통계적으로 다른 결과를 나타낸다는 사실을 발견했다.[15] 복제약의 효과가 남성과 여성에게 크게 달랐다는 뜻이다.

스튜어트 맥클리오드 박사의 연구 팀은 이와 관련된 연구 리뷰에서 다음과 같은 예리한 질문을 던졌다. "남성을 대상으로 시행된 연구를 바탕으로 여성의 생물학적 등가성bioequivalence, BE을 가정할 수 없음을 보여주는 강력한 증거가 제시되었다. 그런데도 이런 관행이 계속되는 이유가 무엇인가? 규제당국은 여성만이 사용하게 될 의약품에 대해 남성의 BE 결과를 왜 계속 받아들이는가?"[16]

나도 그 이유가 궁금하다.

앞에서 설명했듯이, 의학계의 많은 연구자들은 여성을 연구에 포함시키는 것을 '문제'로 받아들인다. 복제약 시험에서도 남성만 대상으로 한다면 시간과 돈을 절약할 수 있다. 그러나 복제약의 생물학적 등가성이 여성에게도 똑같이 적용되는지 알아보려면, 여성의 체내에서 그 약이 어떤 반응을 보이는지 살펴보는 연구가 필요하다. 근육 이완제, 항생제, 진통제 등 병원에서 늘 사용되는 중요한 약들의 경우가 특히 그렇다.

복제약과 특허약 사이에는 분명히 차이가 존재한다. 그러나 복제약을 처방받은 여성이 약의 효과가 없는 것 같다거나, 속이 더부룩해진다거나, 그냥 '이상한 기분'이 든다고 의사에게 아무리 말해도, 의사는 그냥 가볍게 넘길 것이다. 임상시험에서 복제약의 생물학적 등가성이 '입증'되었으므로 복제약은 특허약과 모든 면에서 똑같다는 생각이 의료계에 아직도 일반적으로 퍼져 있기 때문이다.

이것도 여성의 문제 제기를 '상상'으로 치부해 버리는 또 하나의 사례다. 그러나 복제약과 특허약 사이의 차이는 실제로 존재하며, 따라서 여성들이 겪는 문제도 현실이다.

여성이 돌파 증상(예를 들어 이미 고혈압약을 먹었는데도 갑자기 혈압이 치솟는 경우)으로 응급실에 올 때마다 내가 자주 던지는 질문이 있다. "최근 복제약으로 바꾸셨어요?" 건강보험을 바꾸면 보험사에서 덜 비싼 약을 쓰라고 권유(또는 강요)할 때가 많다. 병원의 처방 시스템도 특허약보다는 기본적으로 복제약을 선호할 때가 많다.

복제약은 꼭 필요한 약을 저렴하게 사용할 수 있게 해준다는 점에서 중요하다. 그러나 복제약 때문에 약효의 저하나 예전에 없던 부작용을 감수해야 한다면, 복제약은 좋은 대안이 아니다. 복제약을 복용하기 시작한 뒤 몸에 나타나는 증상이 달라지거나 예전에는 없던 돌파 증상이 나타난다면, 복제약이 문제의 원인일 수 있다.

다른 복제약을 처방받거나 특허약을 사용해야 하지 않을지 담당 의사와 상의해 보아야 한다. 이런 이야기를 꺼내는 것을 망설이면 안 된다. 복제약을 복용한 뒤 달라진 점이 감지된다면, 실제로 몸이 영향을 받고 있을 가능성이 높다!

이렇게 해보자

여성의 몸에 불필요하거나, 여성에게는 금기시되거나, 대단히 위험한 약의 처방을 피하려면 어떻게 해야 할까?

최선의 방법은 의료진에게 솔직히 생각을 털어놓는 것이다. 그 밖에도 약물 간의 상호작용으로 인한 위험을 최소화하기 위해 환자가 실천할 수 있는 간단한 조치들이 여러 개 있다.

여성은 남성에 비해 여러 병원에 다니며 많은 약을 복용할 가능성이 높기 때문에, 다음의 방법들이 몹시 중요하다.

- 자신이 복용하는 약의 목록을 작성한다. 스스로 '약'이라고 생각하지 않는 것들(피임약, 비타민제, 허브, 아스피린이나 이부프로펜처럼 처방전 없이 살 수 있는 약 등)도 빠뜨리면 안 된다. 그리고 이 목록을 항상 들고 다닌다. 의사를 만나러 갈 때만 들고 가는 것이 아니다(미리 계획하고 응급실에 가는 사람은 없다!).
- 병원에서 약을 새로 처방받을 때 기존에 사용하던 약에 대해 '조정'이 이루어졌는지 확인한다. 약물 조정Medication Reconciliation은 투여량의 차이, 약물 간의 상호작용 등 여러 사실들을 밝혀낼 수 있으므로 환자에게 반드시 필요하다.
- 반드시 사용해야 하는 약의 목록과 기존 처방에서 바뀐 부분을 명시한 자료를 반드시 병원에서 발급받는다. 여기에는 적절한 투여량도 표시되어 있어야 한다.
- 약을 구입할 때는 항상 같은 약국(또는 최소한 같은 약국 체인)을 이용한다.
- 건강 문제를 가급적 한 명의 의사와 상의한다. 이 의사에게 사용 중인 약과 투여량에 관한 모든 정보를 제공하고, 처방받은 약에 대해 정기적으로 상담한다.

- 현재 사용 중인 약과 관련해서 여성으로서 특별히 조심해야 할 부분, 투여량 지침, 사용 금지 사유가 있는지 의사에게 묻는다.

- 처방받은 약을 구입할 때, 혹시 약물 간에 상호작용이 일어날 가능성이 있는지 검토해 달라고 약사에게 요청한다.

- 사용 중인 약 중에 하나라도 긴 QT 증후군을 일으킬 위험이 있는지 의사에게 묻는다. 만약 그런 약이 있다면, 심장과 관련된 위험을 낮추는 방법이 무엇인지 문의한다.

- 현재 자신의 기본 QT 간격을 확인하기 위해 심전도 검사를 요청한다. 그래야 새로운 약이 추가되었을 때, 심장 기능을 감시할 수 있다. QT 간격을 늘린다고 확인된 약을 사용 중이라면 이 조치가 특히 중요하다. (항생제, 항히스타민제, 진통제처럼 단기간 복용하는 처방약도 QT 간격을 위험할 정도로 늘릴 수 있다는 점을 잊으면 안 된다.)

- 복제약을 사용한 뒤 조금이라도 부작용이 나타난다면 의료진에게 알린다. (환자의 몸에 더 잘 맞는 다른 복제약이 있을지도 모른다.)

- 아스피린, 이부프로펜, 속 쓰림 약 등 처방전 없이 살 수 있는 약이나 항히스타민제를 복용하기 전에, 혹시 여성에게만 나타나는 부작용이나 약물 상호작용이 있는지 의사나 약사에게 확인한다.

- 복제약이든 특허약이든 약을 사용하고 조금이라도 부작용이 나타난다면 의사에게 알린다. 그러면 의사가 그 부작용을

FAERS(약물에 대한 부작용) 데이터베이스에 추가할 수 있다. (환자 본인이 직접 추가할 수도 있다!)

- 어떤 약이 처방된 이유를 모르거나 그 약이 자신에게 꼭 필요한지 확신할 수 없다면, 의료진에게 물어보는 것이 가장 중요하다. 환자의 지식이 늘어날수록 자신의 몸을 위해 더 나은 선택을 할 수 있다!

현재 사용 중인 약이 여성을 대상으로 평가된 적이 있는지 환자가 직접 조사해 볼 수도 있다. FDA 임상시험 스냅샷 웹사이트에는 특정 약물의 임상시험에 여성이 포함되었는지, 성별이 변수로 고려되었는지, 여성에게만 나타나는 부작용이나 여성을 위한 투여량 권고가 명시되어 있는지를 알아볼 수 있는 훌륭한 자료들이 있다. 내 환자들 중에도 이곳을 이용한 사람이 많다.

환자가 인터넷 검색만으로 자신의 병을 스스로 진단하는 것은 바람직하지 않지만, 처방받은 약이 여성의 몸에서 어떻게 작용하는지에 대한 기본적인 지식을 갖는 것은 의료진과 대화를 나누는 데 큰 도움이 된다. 이 책에서 지금까지 살펴보았듯이, 의대에서는 특정 성별과 관련된 정보를 가르치지 않는다. 의사들이 스스로 조사를 해보아야 한다는 뜻이다. 따라서 의사마다 이 주제에 대한 지식수준이 천차만별일 수 있다. 환자가 의사에게 질문을 던지는 것을 두려워하면 안 된다.

마지막으로, 여성에게 효과가 있는지 아직 입증되지 않은 약을 사용 중이거나 다른 약을 여러 종류 사용하고 있어서 약물 간 상호작용의 위험이 있다 해도 무작정 사용을 중단하면 안 된다. 그랬다가는 더 큰 문제가 생길 수 있다! 우선 사용하는 약의 종류를 안전하게 줄이는 방법이 있는지 의료진과 의논해야 한다. 당뇨병이나 심장병처럼 흔한 질병 중에는 유전적 요소가 있는 것도 많지만, 생활습관 때문에 생겨나거나 악화되는 병도 많다. 사용 중인 약이 건강을 오히려 해친다는 느낌이 든다면, 식단과 운동 습관을 조금씩 바꾸는 것만으로도 약의 종류를 줄여 약으로 인한 합병증 위험을 낮추는 데 도움이 될 수 있다.

현재 사용되는 약은 놀라울 정도로 다양하다. 우리가 쉽게 접할 수 있는 약들이 생명을 구해주고, 치료 결과를 향상시켜준다. 남성의 몸에서 약물이 어떻게 작용하는지에 대한 정보만큼, 언젠가는 여성의 몸에 대한 같은 정보도 많아지면 좋을 것이다. 그러나 여성을 대상으로 한 약물 임상시험 환경이 나아지고 약물 간의 상호작용과 여성의 몸에서 나타나는 다양한 반응에 대한 지식이 더 늘어날 때까지는, 대략 개척 시대의 '거친 서부'와 같은 상황이라고 보아야 한다. 여성들이 직접 의식을 갖고, 의문이 생겼을 때 소리 내어 말하는 방법으로 스스로를 보호해야 한다.

무엇보다 명심할 것은, 처방받은 약이 자신의 몸에 어떤 영향을 미치는지 의문을 품었다는 이유만으로 '어리석다'거나 '불안증'이라거나 '히스테리'라는 말을 듣는 것은 옳지 않다는 점이다. 여성들이 느끼는 증상은 '그냥 상상'이 아니다. 의문의 답을 찾고 더 나은 보살핌을 받기 위해, 질문을 던지는 것을 두려워하면 안 된다. 어쩌면 그 질문이 의사에게 새로운 발견의 길을 가르쳐줄지도 모른다!

핵심 요약

- 긴 QT 증후군은 여성의 심장병 발병에 중요한 요인이다. 여러 약을 사용하면, QT 간격이 길어질 위험이 늘어난다.
- 스타틴, 고혈압약 등 널리 처방되는 약을 포함한 많은 처방약과 처방전 없이 살 수 있는 약 중에는 여성에게 이롭지 않은 것이 있을 수 있다.
- 처방약에 대한 연구에 항상 여성이 포함되는 것은 아니다. 약이 출시된 뒤에야 여성에게 부작용이 나타난다는 사실이 밝혀질 때가 많다.
- 복제약이 항상 특허약과 똑같이 기능하지는 않는다. 복제약을 처방받은 뒤 부작용이 감지된다면, 그것은 '그냥 상상'이 아니다. 약을 바꿀 수 있는지 의료진과 상의한다.
- 사용 중인 처방약과 처방전 없이 살 수 있는 약의 목록을 항상 가지고 다닌다. 그래야 환자와 의료진이 약을 추가하거나 바꿀 때 그 정보를 참고할 수 있다.

5장

"여보, 그건 그냥 당신의 상상이야"

여성의 직관 vs. 여성의 상상력

얼마 전 응급실에서 야간 근무를 할 때, 리디아라는 여성이 독감 비슷한 증상과 호흡곤란을 호소하며 들어왔다.

리디아는 상냥하고 유쾌한 여성이었으나, 확연히 화가 난 상태였다. "내가 또 여기에 오게 되다니 말도 안 돼요." 그녀는 한숨을 내쉬었다. "여기만 오면 몸이 오그라드는 것 같아요."

몸이 심하게 불편하고 분명히 화가 난 상태인데도 그녀는 수다스러웠다. 내가 봐야 할 다른 환자들도 많았지만, 그녀의 눈이 나를 붙잡고 놓아주지 않았다. '저 환자의 이야기를 들어야 할 것 같아.' 이런 생각이 들었다.

이야기를 들어보니, 리디아는 마흔 살 때 자궁근종으로 자궁 절제술이 필요하다는 진단을 받았다. 수술에서 난소와 자궁 경부는 제거되지 않았다. 몇 달 뒤 후속 진료 때 그녀는 의사에게 이렇게 물었다. "왜 아직도 몸이 이렇게 아픈 거죠? 배를 만지기만 해도 아파요."

"아. 그건 환상 통증입니다. 팔을 잃은 사람이 아직 팔이 붙어 있다고 느끼는 것과 비슷해요."

"자궁이 있을 때도 이렇게 아픈 적은 없어요." 리디아가 이렇게 쏘아붙였지만, 의사는 더 이상 진찰해 보려 하지 않았다.

리디아는 다른 전문의들을 여러 명 전전한 끝에 간신히 조사를 위한 수술을 해주겠다는 의사를 찾아냈다. 그 결과 나온 진단명은 4기 자궁내막증이었다. 의사는 그녀의 자궁 경부와 나팔관을 제거하는 수술을 실시했다.

수술 후 몇 달 동안 리디아는 계속 핏덩어리를 쏟다가 걱정이 돼서 다시 그 의사를 찾아갔다. "여전히 아파요. 게다가 왜 하혈이 그치질 않는 거예요?"

"원래 그런 겁니다." 의사가 그녀를 안심시켰다. "아무 문제 없어요. 마음을 편안히 가지세요."

리디아는 그렇게 간단한 일이 아니라는 확신이 들어서, 조사를 위한 수술을 다시 받기 위해 갖은 애를 썼다. 그렇게 몇 달이 흐른 뒤 마침내 수술실에 다시 눕게 되었는데, 의사는 한쪽 난소에서 엄청나게 커다란 농양을 발견했다. 그래서 이번에는 난소가 제거되었다.

리디아는 내게 이 이야기를 들려주면서 눈물을 글썽거렸다. "지난 5년이 내게는 지옥이었어요. 아무도 내 말을 믿어주지 않았는데 결국은 내가 옳았단 말이에요. 그런데도 아무도 날 안 믿었어요. 전부 나를 바보 취급했다니까요. 내 몸이 잘못됐다는 걸 설마 내가 모를까 봐서요? 내 말이 진짜였는데."

"정말 힘든 일을 겪으셨네요." 내가 말했다. "저희는 그런 일이 생기지 않게 애쓰고 있어요."

"선생님은 제 말을 들어주셨잖아요." 리디아가 손을 뻗어 내 손을 토닥거렸다. "그것만으로도 다른 사람들보다 훌륭해요."

리디아는 의료계에 깊이 박혀 있는 여성에 대한 편견을 보여주는 전형적인 사례다. 의학의 모든 분야에서, 전국의 모든 진찰실과 응급실에서 여성들은 매일 자신을 얕잡아보는 듯한 갖가지 말을 듣는다. 기본적으로 "그건 그냥 당신의 상상"이라는 말을 다양하게 변형한 표현들이다.

여기서 분명히 해둘 것이 있다. 비록 나는 페미니스트지만, 이건 단순히 페미니즘 이야기가 아니다. 의료진에게서 받는 대우에 대한 여성들의 인식만을 말하려는 것도 아니다. 이것은 의료계에서 과학적으로 확인된 현실이다. 여성들이 오진과 부족한 치료에 시달리는 데에는, 의료진이 여성의 말을 믿지 않는 현실이 부분적으로 영향을 미친다.

여성은 건강상 중요한 분야에서 왜 전반적으로 치료 결과가 나쁜 편인가? 여성의 오진 사례가 왜 그렇게 많은가? 이런 의문을 해결하고 싶다면 (지금까지 몇 장에 걸쳐 한 것처럼) 여성의 생물학적 특징만 살펴볼 것이 아니라, 여성에 대한 집단적인 무의식 속에서 작용하는 사회적 인식도 함께 살펴봐야 한다.

점점 늘어나는 증거가 보여주듯이, 한 가지는 확실하다. 여성들은 거짓말쟁이가 아니라는 것.

암묵적인 편견의 본질

나와 마찬가지로 의사인 내 남편이 얼마 전에 어떤 이야기를 들려주었다. 여성 특유의 증상들이 의료계에서 흔히 어떻게 간주되는지를 완벽하게 보여주는 사례였다.

유명한 (백인 남성) 신경과 의사가 병원 휴게실에서 남편의 동료 한 명과 이야기를 나누고 있었다.

"감각이상의 알고리듬이 있다는 거 알지?" 신경과 의사가 말했다.

감각이상은 '손발 저림'을 일컫는 의학 용어다. 이 증상은 라

임병으로 인한 벨마비나 다발성경화증의 발병을 알리는 신호일 수 있다. 통증은 없지만, 환자가 이상하다는 것을 느낄 정도는 된다.

응급실에서는 감각이상 환자를 급히 방사선 검사실로 데려갈 때가 있다. 뇌졸중이 시작될 때도 이런 증상이 나타날 수 있기 때문이다.

"무슨 알고리듬인데?" 내 남편의 친구가 물었다.

신경과 의사는 능글맞게 웃으면서 대답했다. "환자가 들어오면 난 가장 먼저 이렇게 물어. '남자야, 여자야?' 만약 남자면, 'CT 스캔을 해보자'고 하지. 여자면, '잠깐! 불안증이야. 그냥 상상이라고,' 이렇게 말하는 거야."

남편에게서 이 이야기를 들으면서 나는 기겁했다. "설마, 농담이겠지."

남편은 불편한 기색으로 어깨를 으쓱했다. "그냥 휴게실에서 하는 이야기겠지. 실제로 그러지는 않을 거야."

휴게실에서 하는 이야기라. 그래, 그런 얘기는 우리도 많이 들었다.

탄탄한 경력을 자랑하며 자기 분야에서 존경받는 저명한 신경과의사가 아무리 농담이라지만 이런 말을 하는 것을 보면 우리 의료계가 여성에 대해 품고 있는 편견이 얼마나 깊은지 알 수 있다. 그 의사는 여성이 실제로 뇌졸중을 일으켰을 가능성을 고려하기보다는 그냥 자동적으로 심리적 증상이라는 진단을 내려 버릴 것이다.

보건의료 전문가들은 매일 출근할 때마다 자신이 쌓은 임상 경험 외에 평생 동안 내면화된 다양한 믿음, 사회적 인식, 편견 도 함께 가져온다. 이런 것들이 필터처럼 작용해서 선입견을 만든다. 우리가 어떤 증상을 보고 광범위한 검사 없이 병명을 알아낼 수 있는 것은 그 증상을 전에 이미 본 적이 있기 때문이다. 그런데 조금 전에 언급한 필터들을 스스로 점검해 보지 않고 그냥 내버려두면, 의료진의 눈앞에 펼쳐지는 모든 것에 특유의 색을 입히는 색안경이 만들어진다.

이런 편견을 남성 의료인만 갖고 있는 것도 아니다. 사회적으로 어떤 인식을 접하며 살아왔는가에 따라, 여성이 여성에 대해 남성보다 오히려 더 공감하지 못할 수도 있다.

그러나 대부분의 의료인은 누가 물어보면 자신에게 편견이 전혀 없다고 대답할 것이다. 철저히 객관적으로 그때그때 상황에 따른 판단을 내린다고. 이것이 무의식적인 편견의 본질이다. 이런 편견을 분명하게 식별하고 측정할 길이 없기 때문에 뿌리 뽑기가 더욱 어렵다.

우리 사회에서 여성은 흔히 남성보다 약하고, 감정적인 폭발을 잘 일으키고, 불편함과 통증을 잘 참지 못하고, '관심'을 얻기 위해 자신의 느낌을 과장하는 경향이 강하다고 간주된다. 지난

60년 동안 양성평등을 향해 여성들이 커다란 진전을 이룩했는데도, 이런 인식은 끈질기게 남아 있다.

의료계의 현실에서 이런 인식은 의료진이 여성 환자의 호소를 잘 믿지 않는 현상으로 나타난다. 리디아처럼 자신이 몸에서 느끼는 것들을 몇 번이나 말해도 의료진은 모두 상상으로 치부해 버릴 뿐이다.

남성보다 여성이 감정을 드러낼 때 사회적으로 더 쉽게 용인되는 것은 사실이다. 그러나 감정을 드러낸다고 해서 그 여성이 '히스테리를 부린다'는 뜻은 아니다. 공감이나 관심을 얻으려고 연극을 한다는 뜻도 아니다. 그 여성은 그저 자신의 느낌을 전달하고 있을 뿐이다. 그러나 남성들이 더 '금욕적(감정을 억압하거나 숨긴다는 뜻)'이라는 이유로, 우리 사회에서 감정을 드러내는 여성은 '약하거나' 믿을 수 없는 상대로 평가된다. 반면 남성은 '강하고 든든한' 사람으로 인식된다. 의료진도 이런 인식의 영향으로 의식적이든 무의식적이든 여성의 말을 더 쉽게 무시해 버린다는 사실이 통계적으로 입증되었다.

무의식적인 편견을 뚜렷이 보여주는 사례로, 여성들이 겪는 증상이 대부분 감정에서 기인했을 것이라고 보는 인식이 있다. 예를 들어 과민성대장증후군irritable bowel syndrome, IBS과 비슷한 증상을 나타내는 환자들에 대한 한 연구에 따르면, 의료진이 남성 환자에게는 X선 검사를 실시하는 비율이 높은 반면 여성 환자에게는 불안증 약과 생활방식 개선을 처방했다.[1] 한 후향성 연구에서는 응급실 의료진이 여성 성병 환자를 대할 때 문서 기록 작성과 치료에 대한 질병통제센터 지침을 덜 지키는 것으로 드러났다. 특히 증상과 퇴원 시 지시 사항에 대한 문서 기록이 허술한 편이었다.[2] 2012년에 실시된 한 연구에서는 응급 의료서비스 요원이나 구급대원이 심한 부상을 입은 여성 환자를 응급실이나 외상센터로 이송하는 비율이 낮은 것으로 나타났다(여성 49퍼센트 대 남성 62퍼센트). 이 논문의 저자들은, 다른 변량들을 고려했을 때 환자가 외상치료를 받는 데 성별이 확실히 영향을 미치고 있으며, "이런 차이가 나타나는 원인이 부상의 심각도에 대한 인식 차이, 외상센터 치료가 도움이 될 확률, 성별에 대한 잠재의식적인 편견과 관련되어 있을 가능성이 있다"는 결론을 내렸다.[3] 또한 3장에서 이미 살펴보았듯이, 여성들은 심장병과 관련된 적절한 검사를 받을 가능성이 낮고, 질병을 진단하는 데 부족하거나 효과가 없는 검사를 처방받을 때가 많다.[4] 그리고 이런 검사에서 남성을 기준으로 한 전형적인 증상이 나타나지 않으면, 불안증이라는 진단이 자동적으로 내려질 때가 많다.

이런 모든 현상의 원인을 거슬러 올라가보면, 여성이 선천적으로 증상을 과장하는 경향이 있다는 잘못된 믿음이 나온다. 여성이 자기 몸에서 일어나는 일에 대해 확연히 감정적인 반응을 보일 때가 많은 것은 사실이다. 그러나 그것만으로 신체적인 증상 자체를 부정해서는 안 된다.

곧 살펴보겠지만, 스트레스에 대한 여성의 반응은 사실 여러 면에서 불안증 증상과 관련되어 있다. 그러나 증상으로서의 불안증과 근본 원인으로서의 불안증은 완전히 다르다. 이 둘을 혼동하면 자칫 여성의 목숨을 위협하는 결과가 나올 수 있다.

불안증은 기본 진단이 아니라 배제적 진단이어야 한다

최근 신경심리학자인 린지 J. 구린 박사를 만났다. 그녀의 진찰실은 '길 잃은 사례들'의 저수지다. 그녀와 가까운 의사들은 여성 환자의 병을 진단할 수 없을 때 그녀에게 보낸다. 병명을 알아낼 수 없다는 것은 곧 그 환자의 증상이 심인성이라는 뜻이라고 단정해 버리기 때문이다.

구린 박사는 심각한 척추통증을 겪던 환자의 이야기를 내게 해주었다. 그런데 그녀가 구강 헤르페스 치료제로 먹는 발트렉스를 복용하기만 하면 그 통증이 사라졌다. 의사들은 척추통증이 심인성이라며, 십중팔구 불안증과 관련되어 있을 것이라고 말했다. 하지만 환자는 척수액이 헤르페스에 감염되었을 것이라고 주장했다. 그녀가 보기에 모든 증상과 맞아떨어지는 설명은 이것밖에 없었다. 발트렉스만이 통증을 완화해 준다는 사실도 이

것으로 설명할 수 있었다. 그녀는 요추천자 검사만 받을 수 있기를 바랐다. 그러면 실제 병명을 확인해서 치료를 받고 통증도 없앨 수 있을 것 같았다.

구린 박사는 이 여성이 왜 불안증 진단을 받고 자신의 진찰실로 오게 됐는지 이해할 수 없었다. 헤르페스가 척추 신경에서 잠복 상태로 자리를 잡는다는 사실은 이미 널리 알려져 있지 않은가. 따라서 환자의 주장은 터무니없는 것이 아니었다. "내가 보기에는 요추천자 검사가 합리적인 것 같아서 검사를 지시했어요." 구린 박사는 어깨를 으쓱하며 말했다.

그 결과 그 환자는 정말로 뇌척수 헤르페스 감염증을 앓고 있었다. 한 의사가 마침내 그녀의 주장에 귀를 기울여준 덕분에, 그녀는 필요한 치료를 받을 수 있었다.

이 이야기는 해피엔딩을 맞았지만, 그렇지 못한 사례들이 아주 많다. 만약 구린 박사가 환자의 주장에 기꺼이 귀를 기울이지 않았다면, 그 환자는 지금도 심한 고통 속에 살고 있었을 것이다.

앞 장에서 우리는 왜 여성에게 불안증 진단이 흔히 내려지는지 살펴보았다. 의료진은 여성 환자의 병명을 확실히 알 수 없을 때 불안증을 기본적인 원인으로 지목한다. 불안증 증상이 심장 발작이나 뇌졸중 같은 심각한 질병의 증상과 때로 비슷한 것은 사실이다. 그 밖에도 증상이 비슷한 질병은 헤아릴 수 없이 많다.

하지만 여성이 심장이 마구 날뛰고 가슴이 아프고 숨쉬기가 힘들다며 응급실에 들어왔을 때, 같은 증상을 호소하는 남성에 비해 불안증 진단을 받는 비율이 높은 이유는 무엇인가? 복통을 호소하는 여성에게 IBS 관련 검사를 실시하지 않고 불안증 약을 처방한 뒤 퇴원시키는 경우가 더 많은 이유는 무엇인가?

여성의 말을 믿기보다는 모든 것을 감정으로 설명해 버리는 암묵적인 편견과 사회적 인식이 당연히 그 원인이다.

나는 심장발작과 비슷한 증상으로 응급실에 온 여성들을 아주 많이 보았다. 그런데 진료 순서를 기다리는 동안(이 시간이 아주 길어질 때가 많다. 여성 특유의 심장발작 증상이 남성의 증상만큼 눈에 띄는 편이 아니라서 우선순위에서 밀리기 때문이다), 여성들은 '스스로 증상을 축소'할 때가 많다. 히스테리를 부리는 것처럼 보이기 싫어서 자신이 느끼는 증상을 이성적으로 설명하려 하는 탓이다.

만약 여성이 남편에게 전화해서 응급실에 와 있다고 말하면 남편이 이렇게 물어볼지도 모른다. "혹시 불안증이 온 것 아냐?" 그러면 여성은 진료 순서를 기다리면서 이 질문을 생각해 볼 것이다. 그러다 마침내 인턴이나 레지던트가 나타나 증상을 물으면 그녀는 이렇게 말한다. "가슴이 아프고, 몸이 떨려요. 하지만… 아마 그냥 불안증일 거예요." 이유는 잘 모르겠지만 그녀는 자신의 증상을 스스로 해명해야 할 것 같은 기분이 된다. 그래서 가장 무해하게 보이는 원인을 내세운다. 그녀가 스스로 불안증이라고 말했으니 의사는 그녀의 증상을 자세히 조사하기보다는 그냥 가볍게 넘겨버릴 가능성이 더욱 높다.

여성의 기록에 일단 불안증이라는 병명이 적히고 나면, 그 뒤로 병원에 갈 때마다 의사들이 색안경을 쓰고 그녀를 보게 된다. "아, 불안증 병력이 있네요. 그럼 X선으로 IBS 검사를 할 필요는 없겠어요. 아마 불안증 때문에 소화기에 문제가 생긴 것 같은데, 장폐색 같은 응급 상황은 아닐 거예요." "아, 불안증을 앓은 적이 있군요. 그 병이 흉통을 일으킬 수 있다는 거 아세요?"

앞에서 내가 언급했던 신경과의사라면 이렇게 말할지도 모른다. "불안증 병력이 있네요. 그럼 뇌졸중일 가능성은 희박해요."

《뉴잉글랜드 의학 저널New England Journal of Medicine》에 실린 심장병 오진 사례 연구는 1만 명이 넘는 심장병 환자들을 살펴본 결과, 흉통을 포함해서 뚜렷한 심장발작 증상으로 응급실을 찾은 55세 미만의 여성들이 그냥 집으로 돌려보내질 확률이 남성에 비해 '7배'나 된다는 사실을 발견했다. 이로 인해 여성 환자들의 사망 위험이 2배 이상 높아졌으며, 치료 결과도 크게 달라졌다.[5]

나는 최근에 내가 일하는 응급실에서 바로 이런 사례를 보았다.

심실상빈맥이라는 증상을 많은 여성이 경험한다. 부정맥이 나타났다 사라지는 증상인데, 먼저 심장이 느닷없이 마구 뛰기 시작한다. 그러면 식은땀과 호흡곤란 증세가 함께 나타난다. 하지만 느닷없이 나타난 부정맥은 또 느닷없이 사라진다. 환자가 응급실에 도착해서 의료진을 만날 때쯤이면 맥박이 정상으로 돌아가 있는 경우가 많다.

샌디가 그런 경우였다. 그녀는 심장이 빨리 뛰고, 얼굴이 붉어지고, 가슴 부위가 불편하다면서 몇 번이나 응급실을 찾았다. 불안증 병력도 있었다. 그래서 의사들은 매번 '공황발작'이라는 진단을 내렸다.

"공황발작이 어떤 건지는 나도 알아요. 이건 그런 게 아니라고요." 샌디는 이렇게 대답했다.

마침내 의사들은 그녀에게 홀터 모니터를 들려서 집으로 돌려보냈다. 홀터 모니터는 24시간 이상 계속 심장박동을 확인하는 개인 심전도 기계라고 할 수 있다. 이 기계에 나타난 결과를 보니, 그녀가 심실상빈맥을 겪고 있음이 분명했다. 만약 그녀가 자신의 증상이 단순히 불안증이 아니라고 강력히 주장하지 않았다면, 적절한 심실상빈맥 치료를 받지 못했을 것이다.

우리 응급실에는 나 이외에도 교육을 담당한 의사들이 있고, 내가 모든 환자의 진료에 참가할 수도 없다. 그래도 이런 실수가 발생하면 나는 조금이나마 책임감을 느낀다. 우리 병원은 수련의들의 교육도 담당하고 있으므로, 인턴과 레지던트를 감독하며 그들의 수련을 돕는 것이 내 임무다.

"이 상황의 해법이 무엇이었다고 생각해?" 나중에 나는 내 밑의 레지던트에게 이렇게 말했다. 처음에 샌디를 집으로 돌려보낸 의사가 바로 이 친구였다.

그녀도 내가 왜 이 질문을 던졌는지 잘 알고, 만족스러운 답을 내놓았다. "전형적인 심실상빈맥 증상을 보이는 여성 환자들에게 공황발작이라는 진단부터 내리지 말고 홀터 모니터를 제공해야 한다고 생각합니다."

다시 말해서, 특정한 증상을 보이는 여성 환자에게 자동적으로 불안증 진단을 내리지 말고, 일단 신체적인 요인부터 살펴보아야 한다는 뜻이다.

이런 사례에서 가장 거슬리는 점은 이것이다. 적어도 내가 일하는 응급실에서는 차트에 불안증 진단 경력이 적혀 있는 여성들 중 많은 사람이 실제로는 불안증 진단 요건에 해당하지 않는다는 것!

범불안장애generalized anxiety disorder, GAD와 공황장애panic disorder, PD는 현재 미국에서 가장 많이 진단되는 정신장애에 속한다. 이 두 장애에는 모두 고유의 증상이 있는데, 『정신장애 진단 및 통계 편람Diagnostic and Statistical Manual for Mental Disorders』(흔히 DSM으로 알려져 있다)은 GAD를 다음과 같이 정의한다.

A) 여러 상황이나 활동(예를 들어 직장일이나 학교 성적 등)에 대한 지나친 불안감과 걱정(걱정스러운 일을 예상하는 것)이 적어도 6개월 동안 자주 발생하는 경우.

B) 걱정을 통제하기 힘든 경우.

C) 불안감과 걱정이 다음의 여섯 개 증상 중 세 개(또는 그 이상)와 관련된 경우(지난 6개월 동안 적어도 일부 증상이 자주 나타나야 한다). 차분하지 못함, 쉽게 피로해짐, 집중이 잘 안 됨(또는 머리가 하얗게 비어버림), 쉽게 화를 냄, 근육긴장, 수면 장애.

D) 불안감이나 걱정이나 신체 증상이 사회 활동, 직장 등 사람이 올바르게 기능하는 데 중요한 분야에서 임상적으로 의미 있는 괴로움이나 장애를 유발하는 경우.

E) 특정 물질(예를 들어 마약이나 의약품)의 생리적 영향이나 기타 의학적 상황(예를 들어 갑상선기능항진증)을 증상의 원인으로 볼 수 없는 경우.

F) 다른 의학적 장애로 증상을 더 훌륭하게 설명할 수 없는 경우.

DSM을 제작하는 미국 정신의학회는 특정 증상 또는 상황에 대한 불안감이나 "가끔 불안감을 느끼는 것"은 GAD의 요건이 되지 않는다는 점을 분명히 한다. DSM은 또한 GAD를 진단하기 전에, 흔히 나타나는 다른 신체적 문제와 정신적 문제를 반드시 확고하게 배제할 수 있어야 한다고 명확하게 정해놓았다.

내 경험상, 불안증 진단을 받은 여성들 중에는 DSM의 기준에 잘 맞지 않는 사람이 많다. 불안증은 사람을 정말로 쇠약하게 만드는 질병이다. 그러나 진료 차트에서 이 진단명을 일단 보고 나면, 환자의 신체적 증상에서부터 감정적 반응에 이르기까지 모든 것에 대한 엄청난 선입견이 만들어진다. 그래서 의사는 철저히 색안경을 쓰고, 증상에 대한 환자의 주관적인 설명을 듣게 된다. 의사가 지시하는 검사, 처방하는 약, 특정한 증상을 대하는 자세에 그 영향이 나타난다. 의사가 환자의 증상을 '평범한 것'으로 무시할지 아니면 심각한 질병의 경고등으로 볼지가 여기에서 갈린다. 간단히 말해서 진료 차트에 누군가가 가볍게 적어 넣은 불안증이라는 단어가 수많은 오진을 낳을 수 있다는 뜻이다. 여기에는 심장발작을 공황발작으로 오인하는 것도 포함된다.

물론 정말로 GAD(또는 사촌 격인 PD)와 씨름하며 하루하루를 보내는 여성들도 많다. 나는 그들의 고통을 축소하려는 것이 아니다. 사실 심한 GAD로 고생하는 여성들은 신체적으로도 심각한 증상을 나타내기 때문에 오진의 위험이 훨씬 커질 수 있다.

그렇다면 GAD의 임상적인 정의에 해당하지 않는 여성들은 어떤가? 왜 그들에게 자꾸만 불안증 진단이 내려지는가? 어쩌면 여성의 몸이 스트레스에 대처하는 방식에 그 답이 있을지 모른다.

《산업 정신의학 저널*Industrial Psychiatry Journal*》에 실린 「스트레스 반응의 성차: 발달 결정인자와 생물학적 결정인자의 역할」이라는 논문은, 실험실 환경에서 남성과 여성이 심한 스트레스 요인에 뚜렷이 다른 반응을 보였다고 밝혔다. "시상하부-뇌하수체-부신HPA 축의 활동(예를 들어 코르티솔)과 교감신경계의 활동(예를 들어 심박과 혈압)"이 여기에 포함되었다.[6]

이 논문은 "HPA 반응 패턴이 남녀 사이에 뚜렷한 차이를 드러낸다"고 분명히 밝혔다. 지나치게 전문적인 설명은 차치하고, 이 논문의 기본적인 결론은 스트레스 상황에서 남성은 고전적인 '응전 아니면 도망'이라는 반응을 보일 가능성이 높은 반면 여성은 '보살피고 친구가 되는' 모델을 따를 가능성이 높다는 것이다. 여성의 모델에서는 변연계가 더 활성화된다. (변연계는 뇌에서 감정과 기억의 처리를 담당하는 부분이다.) 이 논문은 이어 이렇게 말했다. "HPA 과활성화는 주우울증, 사회불안 장애, 공황장애, 범불안증, 강박장애, 감염병 취약성, 심혈관질환에서 흔히 나타난다." GAD의 특징인 고양된 스트레스 반응이 심혈관질환에도 나타날 수 있다는 뜻인데, 여성의 경우에는 이것이 몹시 독특하게 나타난다.

이 논문을 비롯한 여러 연구들의 결과를 확인하기 위해서는 훨씬 더 많은 연구가 필요하지만, 내 개인적인 느낌으로는 남녀의 차이를 잘 모르는 사람이 보기에 여성의 평범한 스트레스 반응이 실제로는 불안증이 아닌데 불안증처럼 보일 수 있을 것 같다.

물론 이 말을 뒤집으면, 스트레스 상황에서 모든 여성이 의학적으로 '불안증' 상태가 된다는 말처럼 들릴 것이다. 이런 의식이 보편적으로 널리 퍼져서 불안증 오진의 바탕이 되는 것이 아닌가 싶다. 지금 우리 눈에 드러나 있는 현상들은 빙산의 일각에 불과하다. 따라서 남녀의 차이를 연구하는 것이 더욱더 시급한 과제가 된다.

성차에 대해 알고 있는 사람들이 정말로 목숨에 위협이 되는 이런 상황을 바꾸려고 노력하고 있지만, 여성들 본인이 스스로를 위해 적극적으로 나서는 것도 반드시 필요하다(자신이 정말로 불안증을 앓고 있다고 믿는 여성도 예외가 아니다).

환자는 자신의 의료기록에서 정보를 얻을 수 있다. 따라서 병원에 의료기록 사본을 요청해 의사와 더 적극적으로 대화를 나눌 수 있을 것이다. 환자 본인이 보기에 부정확한 메모나 진단명이 의료기록에 적혀 있다면, 수정을 요구하는 것도 가능하다. (이 경우 의료진은 합리적인 이유나 증거를 요구할 가능성이 높다.)

하지만 의료기록의 재검토를 요청할 경우, 반드시 염두에 두어야 할 것이 있다. 환자에게 부정확하고 바람직하지 않은 또 다른 꼬리표가 붙을 가능성이 있다는 사실….

'불평꾼'

의료계에서 흔히 '불평꾼'이라고 불리는 여성들이 있다. 갖가지 검사 결과, 전문의 진찰 기록, 여러 진단명이 잔뜩 적힌 차트를 보고 일부 의료진은 그 여성이 제대로 진단받지 못했다고 생각하는 것이 아니라, 환자가 거짓말을 지어내고 있다고 생각해 버린다. '제정신이 아닌 사람'으로 치부해 버린다는 뜻이다.

환자들 중에 정말로 의료진의 애를 먹이는 사람이 소수 있는 것은 사실이다. 그들은 자신의 증상을 실제 위험보다 훨씬 더 과장해서 생각한다(여러 연구 결과에 따르면, 응급실을 찾는 환자들 중 약 4~6퍼센트가 DSM 기준에 따른 건강염려증, 즉 '질병 불안장애'를 앓고 있다).[7] 관심을 받으려고 없는 질병을 지어내는 사람도 있다. 또한 이렇다 할 이유 없이 의사와의 논쟁을 즐기는 것처럼 보이는 환자도 있다.

그러나 내 경험상 대다수의 '불평꾼'은 증상을 과장하거나 부풀리는 사람들이 아니다. 그들의 걱정은 정당한데, 오히려 의료진이 수많은 이유들로 인해 그들의 걱정을 경시하고 있다.

어떤 여성이 지속적인 가슴통증으로 일반 의사를 찾아간다고 가정해 보자. 스트레스 검사에서 (남성 패턴의) 심장병 징후가 나타나지 않으면 의사는 십중팔구 위산 역류나 위식도역류GERD라는 진단을 내릴 것이다. 그래서 환자가 소화기내과 전문의를 찾아가면, 그 전문의는 역류가 아니라 근육이 당기는 현상일 가능성이 있다고 말한다. 그래서 환자가 정형외과 전문의를 찾아가면, 그 의사는 근골격계에 아무 이상이 없으니 불안증 때문일 가능성이 있다고 말한다. 그래서 환자가 다시 일반의를 찾아가면, 그 의사는 불안증 약을 처방해 주면서 상담을 받아보라고 권한다. 이러는 동안 환자의 의료기록에는 수많은 검사 결과와 여러 데이터가 쌓이지만, 그중 어느 것도 실제 문제에 대한 단서를 제공해 주지 못한다.

이쯤 되면 환자는 이렇게 자문할 것이다. 이제 어떻게 해야 할까? 분명히 내 몸에 문제가 있는데, 어디가 어떻게 잘못된 건지 아무도 몰라! 이때 환자가 자연스러운 스트레스 반응으로 진짜 불안감을 느끼게 되는 것은 얼마든지 이해할 수 있는 일이다. 그런데 이것이 증상을 더 복잡하게 만든다. 이 여성이 네댓 번째로 응급실을 찾아가면, 응급실 의사는 갖가지 기록으로 넘쳐나는 차트를 보고 혼자 이렇게 말할 것이다. '아이구야, 불평꾼이 오셨네.' 그래서 진통제나 조금 쥐어주면서, "며칠 동안 마음을 편안히 가지세요"라고 말한다. 환자를 돕고 싶은 마음이 없어서가 아니라, 자신이 알고 있는 모든 방법을 다른 의사들이 이미 시도해 보았는데도 아무 소용이 없었기 때문이다.

최근 나는 여성 의사들을 상대로 강연을 마친 뒤, 류마티스내과 전문의인 폴라 J. 래코프 박사와 이야기를 나눴다. 그녀는 최근 동료가 자신에게 '불평꾼'을 보낸 적이 있다고 말했다. 그 환자는 허리통증, 옆구리 통증, 목 통증, 전신 권태에 몇 년 동안 간헐적으로 시달렸다. 래코프 박사의 진찰실에 들어왔을 때, 그녀는 증상을 가득 기록한 공책 한 권을 들고 있었다. 전산 의료기록에는 모두 음성이거나 '결론을 내릴 수 없음'이라고 표기된 갖가지 검사 결과가 가득했다.

"그 환자는 계속 나한테 사과를 했어요." 래코프 박사가 말했다. "그러면서 계속 이렇게 말하더라고요. '내가 지어낸 얘기가 아니에요! 날 믿어주세요!' 결국 나는 여러 검사를 지시했습니다. 하지만 속으로는 이런 생각도 있었어요. 만약 아무것도 발견되지 않으면 환자에게 뭐라고 하지?"

검사 결과 정말로 뭐가 있었다. 그동안 환자를 괴롭힌 것은 크론병이었다. 그녀의 내장이 이미 심하게 손상되었을 뿐만 아니라, 염증이 온몸에 영향을 미쳐 갖가지 증상을 유발하고 있었다.

"진단을 내린 뒤 나는 환자를 소화기내과 전문의에게 보냈습니다. 환자는 올바른 약을 처방받고, 몇 년 만에 처음으로 한결 몸이 나아졌습니다." 래코프 박사가 말했다.

'불평꾼'이 응급실에 들어오면, 내 눈에는 일반 환자보다 시간을 좀 더 많이 들여야 하는 사람으로 보인다. 내가 마침 여유가 있어서 그만큼 시간을 쏟을 수 있을 때는, 리디아의 경우처럼 대개 환자의 이야기를 들을 수 있다. 그들은 여러 증상이 삶의 많은 부분에 어떤 영향을 미치는지 내게 털어놓는다. 병원에 가서 자기 몸에 분명히 이상이 있다고 말해도 의사들이 그 말을 믿어 주지 않는다는 말도 한다.

나는 여성의 몸과 증상에 대해 나름대로 아는 것이 있으므로, 그런 환자들을 새로운 시각으로 바라보며 새로운 검사를 지시하고 파일에 이미 기록된 검사 결과들도 살펴본다. 내가 무엇보다 중점을 두는 부분은, 환자가 의사인 내게 무엇을 원하는지 찾아내는 것이다. 정확한 병명을 원하는가? 몸이 좀 나아지기를 바라는가? 지금 당장은 내가 해결책을 찾아주지 못할지라도 그냥 이야기만이라도 들어주기를 원하는가? 나는 대개 이런 환자들을 내가 아는 전문의들에게 보낸다. 검사를 실시해서 정확한 원인을 밝혀내 필요한 치료를 해줄 수 있는 의사들이다.

내가 이런 환자들을 위해 해줄 수 있는 최소한의 일은, 그들이 미치지 않았고 그들의 이야기가 모두 상상이 아니라고 분명히 말해 주는 것이다.

이렇게 해보자

의료계에 은연중에 퍼져 있는 여성에 대한 편견을 해결하는 것이 엄청난 일처럼 보일지 모른다. 나는 그런 편견이 작동하는 현장을 매일 목격하면서 분노한다. 그러나 여성들이 의사의 진찰실로 쳐들어가 화를 내며 정당한 치료를 요구하는 방식은 해결책이 아닐 것 같다. 처음에는 만족감을 느낄 수 있을지 몰라도, 이런 방식은 우리가 해결하려고 애쓰는 무의식적인 편견을 강화하는 효과를 낳을 뿐이다.

그래도 분노가 권리 주장의 강력한 연료로서 대단히 건설적인 성과를 일궈내는 것은 사실이다. 자금 지원, 연구, 고급 치료 절차 등에 관한 결정이 내려지는 곳으로 이 정당한 분노를 가져가야 한다. 여성 의사와 과학자를 지원하고, 그들이 목소리를 낼 수 있게 도와야 한다(스탠퍼드 대학교의 성차 이노베이션 프로그램에 소속된 한 연구 팀은 최근 여성 논문 저자와 성차 기반 분석 사이에 관계가 있음을 밝혀냈다.[8] 다시 말해서, 여성이 여성의 문제들을 생각한다는 뜻이다!). 암묵적인 편견이 여성에게 어떤 영향을 미치는지 살피는 연구에 자금을 지원하는 문제와 관련해서, 지역 연구소와 전국적인 질병 재단 등에 의견을 전달해야 한다. 이 책에서 알게 된 사실들을 주변 사람들과 소셜미디어를 통해 널리 알려야 한다.

통증에 시달린다는 이유로, 그동안 좌절감을 느꼈다는 이유로, 화가 나서 미칠 것 같다는 이유로 사과하는 것만은 제발 금물이다!

여러분을 직접 진료하는 의료진이 혹시 무의식적인 편견을 갖고 있을 경우, 거기에 대처하는 열쇠는 소모전이 아니라 정보 전달이다. 행동과학에 따르면, 대결 상황에서는 사람들의 생각이 잘 바뀌지 않는다. 정보를 알리고 합리적인 토론을 하는 편이 결과를 얻어내는 데 훨씬 더 효과적이다. 그리고 인정해야 할 사실이 하나 있다. 의료진도 다른 사람들과 똑같은 인간일 뿐이라는 것.

그럼 여성 환자가 의료진에게 어떻게 정보를 전달할 수 있을까?

1. 먼저 자신의 건강에 대해 스스로 지식을 쌓는 방법이 있다. 현재 앓고 있는 질병뿐만 아니라 여성으로서 전체적인 건강에 대해서도 알아두어야 한다. (이 책은 훌륭한 출발점이다. 병원에 갈 때 이 책을 가져가는 것을 주저하지 않아도 된다! 특히 3부에 제시된 '대화를 시작하는 요령'이 유용할 것이다.) 완전한 진료 내역서를 발급받아 거기에 포함된 정보를 최대한 검토한다. 근거 없는 불안증 진단을 받았다면, 이것이 특히 중요하다.

2. 괜한 의심의 여지를 없애는 데 전력을 다한다. 자신의 병력을 정확하게 밝히고, 사용 중인 처방약 목록을 항상 가지고 다녀야 한다. 그리고 현재 느껴지는 증상들을 분명하게 설명한다. 진료 차트에 적혀 있는 어떤 것도 숨기거나 축소하거나 사과하면 안 된다. 성차와는 상관없이, 의료진에게 현재의 증상과 관련된 모든 정보를 제공해야 의료진이 올바른 진단을 내리고 조언을 해줄 수 있다. 각종 검사와 시술이 치료의 큰 부분을 차지

하기는 하지만, 그것도 우리가 어디에서 무엇을 살펴야 하는지 잘 알고 있어야만 유용한 법이다.

3. 질문을 던진다. 아주 많이. 환자 자신의 상태, 처방, 조심해야 할 부작용 등에 대한 상세한 설명을 요구한다. "제가 이해할 수 있게 쉬운 말로 설명해 주시겠어요?" 이런 말을 하는 걸 어려워하면 안 된다. 정확한 설명을 요구한다고 해서 환자가 멍청해 보이지는 않는다. 오히려 충분한 정보를 바탕으로 현대 의학을 이용하는 소비자가 될 수 있다. (어떤 질문을 던져야 하는지 잘 몰라서 도움이 필요한 사람들을 위해, 10장에 상세한 조언을 제시해 두었다.)

4. 관련된 사실들을 모두 파악한다. 의사와 이야기할 때 긴장하는 성격이라면(설사 그렇지 않은 성격이라 해도), 병원에 갈 때마다 관련 정보의 목록을 지참하는 것이 대화를 나누는 데 큰 도움이 될 수 있다. 예를 들어, 다음과 같은 사항들을 목록에 적을 수 있다.

- 과거 병력
- 수술 이력
- 현재와 과거에 사용한 적이 있는 모든 약과 투여량
- 처방전 없이 살 수 있는 약 중에서 현재 복용 중인 것. 진통제, 비타민제, 제산제 등
- 최근에 받은 모든 검사와 그 결과. X선, CT, 초음파, 심전도,

MRI, 스트레스 검사 등

- 모든 종류의 알레르기

5. 마지막으로, 정말로 불안증을 앓고 있으나 평소와는 다른 증상을 겪는 경우 공황발작 등 불안증과 관련된 발작 때의 증상과 지금의 증상이 정확히 어떻게 다른지 의료진에게 똑똑히 설명한다. 이 경우에도 역시 마음이 차분할 때 설명을 미리 글로 적어두는 편이 도움이 될 수 있다. 아주 작은 차이라도 제대로 전달한다면, 치료 과정에 엄청난 영향을 미칠 수 있다.

핵심 요약

- 여성은 다양한 증상에 대해 신체적 진단보다 정신과 진단을 받을 가능성이 전체적으로 더 높다.

- 불안증이 여성에게 자동적으로 내려지는 진단이라는 말은, 증상은 존재하나 의료진이 원인을 알 수 없을 때 흔히 불안증을 원인으로 지목한다는 뜻이다.

- 암묵적인 편견 때문에 여성들이 정확한 진단과 치료를 받기가 더 어려워진다. 불안증과 닮은 증상을 보이는 질병들의 경우가 특히 그렇다.

- 여성들은 의료진과 대화할 때 사과하면서 말을 피하는 행동을 하지 말아야 한다. 자신의 몸에 대한 자신의 느낌을 믿고, 증상을 명확하게 밝혀야 한다.

6장

깊은 감수성

여성과 통증의 관계

얼마 전 야간 근무를 하고 있을 때, 어떤 여성이 음부 통증으로 내원했다.

그렇다, 음부 통증. 회음부 전체가 심한 염증으로 부어올라서 환자는 제대로 앉을 수도 없는 상황이었다. 그런데 아무도 그 원인을 알아내지 못했다.

나는 그녀를 퇴원 대기 명부에 올렸다. 전에 그녀를 진료한 의사가 아직 아무런 결론을 내리지 못했더라도, 그녀를 퇴원시킬지 여부를 내가 결정하게 되었다는 뜻이다.

나는 내 휘하의 레지던트를 붙잡고 이렇게 말했다. "그 환자를 보러 가자. 우리가 뭘 할 수 있는지 봐야겠어."

커튼을 여는 순간, 환자가 얼마나 괴로운지가 눈에 보였다. 대화를 나눈 지 몇 분 만에 나는 이름이 마거릿인 그 여성이 자주 다니던 병원에서 이 문제로 진료를 받았으며, 며칠 뒤 MRI 검사가 예정되어 있음을 알게 되었다. 그러나 마거릿은 그때까지 참고 기다릴 수가 없었다. 집에서 타이레놀을 먹었지만 통증을 없애는 데는 아무 소용이 없었다.

마거릿은 쾌활한 요크셔 사투리로 내게 말했다. 이 통증이 몇 주 전부터 도무지 가라앉질 않는데, 아직 아무도 무슨 병인지 알아내지 못했다고. 그녀는 MRI 검사에 희망을 걸고 있었지만, 과연 정말로 병명을 알아낼 수 있을지 확신할 수는 없었다.

나는 그녀의 통증을 조금이라도 완화시키기 위해 모르핀 처방을 제안했다.

"아뇨." 마거릿이 말했다. "그 약을 먹은 뒤의 상태가 끔찍해요. 통증보다 더 나빠요."

"지금까지 효과가 있었던 약이 전혀 없어요?" 내가 물었다.

"처음 통증이 왔을 때 구급차를 타고 이 병원에 실려 왔어요. 그때 링거로 뭘 놔줬는데, 약 이름이 T 자로 시작되었던 것 같아요. 그게 한동안 효과가 있었어요. 다른 건 전부 소용이 없고요."

"아마 토라돌을 말씀하시는 것 같네요. 그것도 제가 제안하려던 약 중 하나예요. 그럼 그걸 놔드릴게요."

나의 조치로 마거릿은 겨우 몇 시간 동안 통증에서 벗어났을 뿐인데도, 엄청나게 고마워했다. 토라돌의 약효가 돌기 시작하면서, 그녀의 온몸이 긴장을 풀고 느긋해졌다. 경직되었던 얼굴과 어깨에서 힘이 빠지는 것이 눈에 보일 정도였다. 나중에 자매에게 전화해서 데리러 와달라고 말할 때는 하품을 하고 있었다.

"오늘 밤에는 며칠 만에 처음으로 푹 잘 수 있을 것 같아요." 마거릿이 말했다.

의학적인 기준에서 보면, 마거릿은 좋은 치료를 받았다. 그녀가 원래 다니던 병원의 의사는 문제의 원인을 파악하기 위해 자신이 할 수 있는 최선을 다했고, 심지어 우리가 한밤중에 연락해서 자세한 정보를 요청했을 때에도 성실하게 답해 주었다. 그러나 의사들이 이런저런 조치를 취하고 검사 일정을 잡는 동안에도 마거릿은 내내 고통에 시달렸다. 새벽 2시에 응급실로 달려올 만큼 심한 통증이었다.

내 응급실에는 고통에 지친 많은 여성들이 드나든다. 의사의 진료와 검사를 이미 여러 번 거쳤고 앞으로도 예약이 잡혀 있으나, 이런저런 이유로 통증의 원인을 아직 알지 못하는 여성들이다. 그들이 응급실을 찾는 것은 그날 하루를 버틸 수 있는 방법이 달리 없기 때문이다. 그들이 원하는 것은 '약'이 아니다. 마거릿처럼 누군가가 문제를 밝혀줄 때까지 사람답게 사는 것을 원할 뿐이다.

우리는 왜 여성의 통증을 경시하는가?

남녀를 막론하고 사람들이 병원을 찾는 가장 큰 원인은 통증이다. 응급실을 찾는 사람들은 대부분 통증을 호소한다. 심장발작이나 맹장염처럼 급성 질환으로 인한 통증일 수도 있고, 골절 같은 외상으로 인한 통증일 수도 있고, 마거릿의 경우처럼 아직 병명을 알 수 없는 통증일 수도 있다. 통증은 우리 몸이 뭔가 문제가 있음을 우리에게 알릴 때 사용하는 수단이다.

통증은 누구에게나 찾아오는 것이므로, 성별과 상관없이 똑같은 치료를 받을 것이라고 생각하는 사람이 많을 것이다. 그러나 현실은 그렇지 않다. 통증 치료는 성별에 따라 크게 달라진다.

여성은 적절한 통증 치료를 받지 못할 가능성이 높다. 적절한 시기에 적절한 양의 진통제를 처방받을 가능성이 낮고, 정신과적인 진단을 받을 가능성이 남성에 비해 높다.[1] (불안증 오진이 여기서도 고개를 든다.)

여성의 통증 내성과 통증 역치가 남성에 비해 낮다는 사실은 이미 증명되었다. 같은 상황에서 여성은 남성보다 통증 점수를 높게 책정하는 경향이 있으며, 격심한 통증과 만성 통증을 호소하는 경우도 더 많다. 통증의 치료 방법을 찾으려 할 가능성도 높다.

의료인들은 이런 사실들을 바탕으로 여성의 통증을 경시할 때가 많다. 여성이 지나치게 예민한 탓이라 여기거나, 관심을 받으려고 통증을 호소한다고 무시해 버리는 것이다. 하지만 내 생각은 정반대다. 나는 우리가 갖고 있는 지식, 연구 결과, 치료 절차에 결함이 있다고 본다. 남성과 여성이 통증을 어떻게 경험하는지 우리는 아직 속속들이 알지 못한다. 따라서 남녀가 똑같을 것이라고 기대하는 것 자체가 잘못된 추론이다.

우리가 통증을 평가할 때 사용하는 도구들은 모두 주관적이다. 물론 심박, 호흡, 혈압 등 활력징후를 측정할 수는 있다. 그러나 통증과 관련해서는 이것이 믿을 만한 지표가 아니다. 상황을 어림잡아 짐작할 수 있게 해줄 뿐이다. 통증을 평가할 수 있는 다른 도구로는 통증 척도("1부터 10까지 있는 척도에서 귀하의 통증은…"), 시각적인 아날로그 도구("현재의 통증 수준에 해당하는 이모티콘을 고르시오") 등이 있다. 이런 것을 통해 의사소통은 할 수 있어도, 객관적인 데이터를 수집하기는 힘들다.

여성의 통증 내성이 남성보다 낮다는 연구 결과조차 실험 대상에게 얼음물 속에 손과 팔을 넣게 하거나 손가락에 전기자극

장치를 부착한 뒤 관찰한 결과를 기록한 것이다.[2] 여기서 여성들은 남성보다 먼저 통증이 '참을 수 없는' 수준에 도달했다고 말했으므로, 통증 내성이 낮은 것으로 평가되었다. 그러나 이것이 정말로 내성을 파악할 수 있는 방법일까? 생명을 잃거나 팔다리를 잃는 결과를 낳을 수 있는 다양한 감각에 여성의 민감성이 더 높은 것은 아닐까? 여성의 뇌가 지속적인 영향이 남을 가능성을 평가해서 "이 통증이 내 몸을 상하게 할 수 있다"는 결론을 내리고, 일련의 정신적 신체적 요인들을 바탕으로 통증의 원인을 피하려는 시도를 한 것이 아닐까? 아니면 그냥 여성이 추위에 더 약한 것일 수도 있지 않나? 지금은 정확한 추측이 불가능하지만, 이런 의문들을 생각해 볼 필요가 있다.

또한 내 경험과 관찰에 의하면(이것도 주관적이긴 하다), 여성들은 대개 남성에 비해 자신의 몸에 더 주의를 기울인다. 어쩌면 아이를 낳아야 한다는 생물학적 기능의 특성(태아가 몸속에서 자라는 것을 느껴야 하므로)일 수도 있고, 여성의 신경계가 지닌 특성일 수도 있다. 이유가 무엇이든, 여성들은 증상을 빨리 알아차릴 가능성이 높고, 남성에 비해 더 일찍 더 자주 치료를 받으려 한다. 마치 "뭔가 이상해"라고 속삭이는 몸의 목소리를 직접 듣기라도 하는 것 같다. 반면 남성은 증상을 무시해 버리거나, 굳이 치료를 받으려 하지 않을 때가 많다. '남자답게' 통증을 '잘 참아야' 한다는 끈질긴 인식이 원인 중 하나일 것이다. 뇌진탕을 다룬 스포츠 문헌에서도 이 점이 증명된다. 남성들은 다음 경기에서 혹시 제외될까 싶어서 머리를 다쳤을 가능성이 있다는 말을 감독에게 하지 않을 때가 많다.

안타깝게도, 성차와 관련해서 나와 같은 생각을 하는 사람은 많지 않다. 그냥 여성들이 원래 더 자주 통증을 호소하는 것, 즉 '투덜거리는' 것이 임상적으로 증명된 사실이라고 생각하는 의료인들이 내 분야에 너무나 많다. 따라서 여성들의 통증은 흔히 심각하게 인식되지 않는다. 이것이 여성에게, 특히 만성 통증이나 통증 장애를 지닌 여성에게 어떤 결과를 낳을지는 여러분도 짐작할 수 있을 것이다.

나는 통증과 관련된 남녀의 차이를 다른 의료인에게 알리는 것을 나의 큰 책무 중 하나로 생각하고 있다. 사람들이 병원을 찾는 시기, 이유, 방식에서 통증이 엄청난 역할을 하기 때문이다. 통증 반응, 경로, 치료의 남녀 차이에 관한 새로운 데이터를 열린 마음으로 받아들여 시각을 바꾸는 것이 우리의 책임이다. 이를 위해 오랫동안 이어져온 믿음에 도전하게 되더라도 어쩔 수 없다.

통증과 통증 완화의 생리학

나는 이 주제에 대해 조사를 하면 할수록, 여성들이 단순히 남성들보다 통증에 '민감한' 것이 아니라는 사실을 알게 되었다. 여성은 '통증을 처리하는 방식'이 남성과 다르다. 세포 단계에서부터 생리적으로, 생물학적으로, 심리적으로 모두 다르다.

따라서 여성의 통증을 치료, 관리, 식별할 때 분명히 다른 기준을 적용해야 할 것 같다. 그러나 현재의 통증 연구 중 대다수가 남성을 바탕으로 삼은 탓에 지금은 그런 조치가 시행되지 않고 있다.

남녀 간에 이런 차이가 생기는 커다란 원인 중 하나는 당연히 성호르몬이다. 대부분의 세포는 안드로겐, 에스트로겐, 프로게스틴 같은 성호르몬을 분비하고 성호르몬에 반응한다. 중추신경계의 신경세포도 예외가 아니다. 또한 성호르몬은 아기가 아직 자궁에 있을 때부터 중추신경계의 조직과 기능에 직접적인 영향을 미친다. 즉 통증의 인식과 통증에 대한 반응을 포함한 신경전달이 남성과 여성에게서 생물학적으로 다르게 나타난다는 뜻이다.

뇌에서 통증 인식과 무통각(통증 완화 또는 억제)을 담당하는 영역에는 에스트로겐과 안드로겐의 수용체가 모두 있다. 에스트로겐의 일종인 에스트라디올은 신호전달과 관련된 단백질을 조절하기 때문에 중추신경계의 구조적 측면과 분자 수준의 작용을 통제하는 데 특히 중요한 역할을 하는 듯하다. 혈중 에스트로겐은 또한 도파민이나 세로토닌 같은 신경전달물질에도 영향을 미치는 것 같다. 예를 들어 편두통이 월경주기 중 특정 시기에 더욱 심하게 나타나는 이유가 바로 이것이다. 혈중 에스트로겐 수치가 감소하면서 세로토닌 감수성도 줄어들기 때문이다.

성호르몬은 뇌, 척추, 그리고 전신 말단의 신경 수용체와도 결합한다. 통증의 인식과 통증에 대한 반응을 조정하는 데 관여하며, 심지어 통증 반응을 관장하는 수용체들이 추가로 만들어지는 데 기여하기도 한다.

통증을 유발하는 상황이 발생했을 때, 통증 인식을 담당하는 감각신경인 통증 수용체에 자극이 전달된다. 통증 수용체가 통증 신호를 중추신경계로 보내면, 거기서 반응이 형성된다. 그러나 신호전달 과정에서 다양한 요인들이 신호(즉 감각)를 강화하거나 완화하는 작용을 할 수 있다.

간단히 말해서 진통제는 통증 수용체가 뇌로 보내는 신호를 모종의 방식으로 가로채거나 완화한다. 그러나 통증 수용과 인식에 성호르몬이 워낙 강력한 영향을 미치고, 염증에 대한 여성의 반응이 본질적으로 워낙 독특하고, 여성의 세포가 중추신경계에 통증을 전달하는 방식 또한 남성의 세포와 다르기 때문에 여성은 많은 치료법에 남성과 다른 반응을 보인다.[3] 남성에게 효과를 보이는 방법이 여성에게도 똑같은 효과를 보일 것이라고는 보장할 수 없다. 어쩌면 아예 효과가 없을 수도 있다.

버밍햄의 앨라배마 대학 조교수인 로버트 E. 소지 박사가 동료들과 함께 수행한 동물 모델 연구가 이 점을 증명해 주었다. 연구 팀은 끈질긴 통증과 염증에 시달리는 생쥐들에게 미세아교세포의 기능(중추신경계 면역반응 조정)을 억제하는 세 종류의 약 중 하나를 각각 주사했다. 수컷 생쥐의 경우에는 세 가지 약이 모두 통증 민감성을 역전시키는 효과를 발휘했으나, 암컷 생쥐에게는 아무런 효과가 없었다.[4]

동물 모델에서 얻은 결과가 인간에게서 고스란히 재현되지 않을 수 있다는 사실은 의료계의 누구라도 다 알고 있지만, 이 연구에서 드러난 수컷 생쥐와 암컷 생쥐의 커다란 차이는 인간에게도 비슷한 연구가 필요하다는 점을 잘 보여주었다.

텍사스에서 실시된 또 하나의 획기적인 연구에서는, 전이성 척추 종양이 척수신경절(척수신경의 배근에 뉴런들이 모여 있는 곳)을 누르고 있는 환자들을 살펴보았다. 척수신경절은 중추신경계로 신호를 보내는 가장 중요한 센터다. 간단히 말해서, 척수신경절은 몸의 여러 부위에서 전달된 정보를 받아 뇌로 중계해 주는 역할을 한다. 연구 팀은 연구 대상이 된 환자들의 몸에서 종양을 제거한 뒤 통증에 대한 염증반응에 남녀 간의 차이가 나타난다는 사실을 밝혀냈다. 정확히 말하자면, 통증 및 염증과 관련된 '유전자 발현'에 차이가 있었다. 남성과 여성의 몸이 문제가 있음을 뇌에 알리는 방식이 각각 다르다는 뜻이다. 이 결과를 보고 연구 팀은 만성적인 신경성 통증에 남녀가 다른 반응을 보

인다는 결론을 내렸다.[5]

이것은 특히 여성의 통증관리와 관련해서 흥미로운 연구 주제다. 다른 진통제(예를 들어 소지 박사의 연구 팀이 사용했던 미세아교세포 억제제)와 달리 아편제는 여성의 통증관리에 효과를 발휘하는 듯하다. 그러나 여성은 아편제의 부작용을 경험할 가능성 또한 남성보다 높다. 어쨌든 아편제가 이처럼 효과를 보이기 때문에 옥시코돈, 히드로코돈 같은 진통제가 여성, 특히 가임기 여성에게 훨씬 더 많이 처방된다고 할 수 있다. 또한 여성이 만성통증을 완화하거나 불안증 같은 정신적 문제를 자가 치료할 때 처방전 없이 아편제를 사용하는 경우가 많은 데에도 이 점이 부분적인 영향을 미치는 것 같다. 그러나 이런 약이 중독과 남용으로 이어질 수 있다는 점이 안타깝다.

의학의 많은 측면이 그렇듯이, 통증에 대처하는 각종 치료 절차와 의약품 중 거의 모두가 여전히 수컷 동물을 상대로 한 실험과 남성 중심적인 연구를 바탕으로 한 것이다. 최근 학술지《통증Pain》에 실린 논문 검토 기사는 지난 10년 동안 해당 학술지에 발표된 동물 연구 중 적어도 79퍼센트가 오로지 수컷만을 대상으로 한 것이었으며, 암컷만을 대상으로 한 연구는 8퍼센트, 성차를 살펴본 연구는 4퍼센트였다고 지적했다.[6] 앞에서 살펴보았듯이, 이처럼 남성 중심적인 연구에서 얻은 결과는 여성들에게 그대로 적용된다.

여성의 급성통증과 만성통증에 더 훌륭한 치료를 제공하려면, 여성이 통증을 감지하고, 전달하고, 내적으로 관리하는 방식을 이해해야 한다. 특히 지속적인 통증과 만성 통증장애의 경우가 그렇다. 여성 특유의 통증 경로에 대해 우리가 잘 모르기 때문에 지금은 뭔가가 효과를 발휘해 주기만을 바라며 소방 호스로 물을 뿌리는 것 같은 방식을 사용하고 있다. 만약 우리가 남녀 특유의 통증 신호와 염증 패턴을 겨냥해서 약을 개발할 수 있다면 어떨까? 약을 저용량만 투여해 여성의 통증을 완화하면서, 부작용과 중독 위험을 줄일 수 있을까?

여성은 섬유근육통, 루푸스, 만성피로증후군 등 신경 기능과 관련된 통증장애를 겪는 비율이 엄청나게 높다. 이것도 여성의 몸이 통증을 처리하는 방식 때문에 나타나는 결과일까?

남성과 여성은 모두 체내에서 진통제를 만들어낼 수 있다. 심한 통증을 '둥글게' 깎아내고 염증을 완화하는 데 관여하는 물질들이다. 이 과정을 광범위 유해억제기전diffuse noxious inhibitory control, DNIC이라고 부른다. 그러나 만성통증에 시달리는 사람이나 섬유근육통 같은 통증장애를 지닌 사람들의 체내에서는 DNIC 활동이 덜 활발하다. 또한 뇌와 척수의 뮤수용체(통증 감각을 줄여주며, 아편유사제가 결합하는 수용체)가 여성보다 남성에게 더 많고, 여성의 체내에서 반응의 강도도 떨어진다. 월경주기 중에 요동치는 에스트라디올 수치가 이 수용체의 반응을 좌우하기 때문이다. 어쩌면 이 때문에 만성통증과 통증장애가 여성에게 더 많이 나타나고 치료 효과도 떨어지는 건지 모른다.

여성의 만성통증, 특히 신경성 통증에 효과를 보이는 듯한 약이 몇 가지 있다. 예를 들어 가바펜틴(제품명 뉴론틴)과 프레가발린(제품명 리리카)은 섬유근육통, 당뇨성 신경 통증 등 여러 통증장애에 흔히 처방된다. 그러나 이 약들이 여성의 체내에서 신경 반응을 완화하는 정확한 메커니즘이 아직 잘 밝혀지지 않았다. (사실 뉴론틴은 진통제가 아니라 항경련제라서, 원래 신경 통증 환자에게 사용할 목적으로 만들어지지 않았다.) 여성의 통증 경로 자체가 아직 제대로 밝혀지지 않은 탓에, 우리가 일단 아무 약이나 막 던지고 보는 것 같다는 느낌이 들 때가 많다. 당연히 환자들에게 이상적인 방법이 아닐뿐더러, 의료계에도 이상적인 상황은 아니다. 이 약들이 심각한 부작용을 일으켜 기존의 문제를 더 복잡하게 만들 가능성이 있다는 점에서 더욱 그렇다.

의료인들이 흔히 사용하는 또 다른 방법은 만성통증 장애 환자에게 항우울제나 불안증 약을 처방하는 것이다. 세로토닌과 도파민의 수치를 높이면 실제로 만성통증이 조금 완화된다. 그러나 장기적인 관점에서 보면 이것은 치료법이 아니다. 섬유근육통 같은 만성통증의 원인과 메커니즘에 대해 우리가 더 많은 사실을 밝혀낼 때까지는, 일시적으로 통증을 가라앉혀주는 방법을 쓸 수밖에 없다.

하지만 사실 여성들이 겪는 통증의 생리학적 특징을 제대로 알지 못하는 한, 우리는 통증을 효과적으로 치료하지 못하고 통증으로 인해 삶이 급격히 변해버린 여성들에게 계속 '어중간한' 해결책만 내놓을 것이다. 우리의 지식이 넓어진다면, 여성들의 통증을 완화하는 데 마침내 도움이 될 뿐만 아니라 약물의 신진대사, 효력, 중독에 나타나는 성차 메커니즘도 이해할 수 있게 될 것이다.[7]

단순한 PMS가 아니다: 통증과 월경주기

통증 수용과 인식에 호르몬이 워낙 핵심적인 역할을 하기 때문에 만성적이든 아니든 여성의 통증은 월경주기와 아주 밀접하게 관련되어 있다. 그러나 성별에 대한 편견으로 인해 이 사실 또한 여성의 통증을 경시하는 구실이 된다.

통증과 관련된 대부분의 성차는 사춘기 무렵에 나타난다. 여자아이의 몸이 성숙해지면서, 에스트로겐을 비롯한 여러 성호르몬 수치가 급격히 늘어나고 월경주기가 시작된다. 이 호르몬들은 중추신경계와 말초신경, 생식 관련 조직과 그렇지 않은 조직의 여러 지점에서 작용한다. 허혈성 편두통, 과민성대장증후군, 만성 변비, 만성 긴장성두통 등 여러 증상들이 여성 특유의 형

태로 모습을 드러내는 것도 이 무렵이다.[8]

알다시피 만성통증 장애, 편두통, 자가면역질환의 유병률이 여성에게 더 높다. 생리 전 기간에 에스트로겐 수치가 감소하면 이런 질환들이 불꽃처럼 확 타오를 수 있다. 뇌에서 통증 인식을 관장하는 영역에는 에스트로겐 수용체뿐만 아니라, 테스토스테론, 디히드로테스토스테론DHT, 디히드로에피안드로스테론DHEA 같은 안드로겐(남성호르몬-옮긴이 주) 수용체도 있다. 에스트로겐의 일종인 에스트라디올은 특히 중추신경계의 신호전달에 관여한다. 여성의 월경주기 동안 이 호르몬의 수치는 자연스레 요동치게 되는데, 그러면 통증 민감성과 인식 또한 덩달아 변화한다. 따라서 월경주기 중 어느 시점에 여성의 통증 장애가 확심해진다면, 그 여성의 중추신경계가 인식하는 통증이 실제로 증가했다는 뜻이다. 이것은 인식의 문제가 아니라, 신경 '수용'의 문제다.[9]

중추신경계 및 신경내분비계와 호르몬의 상호작용은 잘 밝혀져 있다. 여성의 월경주기 중 돌파 에피소드가 흔히 발생하는 지점도 역시 잘 밝혀져 있다. 그러나 이런 증상을 겪는 여성이 평소 다니던 병원이나 응급실을 찾아가도 의사가 "지금이 월경주기 중 어느 지점인가요?"라든가 "월경이 시작되기 1주일쯤 전에 이런 편두통이 생기는 경향이 있다는 것 아세요?"라는 질문을 던질 가능성은 별로 없다. 대신 의사는 한 달의 월경주기 중 이 시기를 제외한 나머지 3주 동안에는 아마 별로 필요하지 않을 약을 처방하거나 치료를 해줄 것이다. 만약 그 의사가 월경주기와 통증 사이의 관계를 알고 있다 해도, 이 시기에 도움이 될 치료법을 제시해 줄 가능성은 여전히 낮다. 오히려 의사는 여성의 증상을 관습적으로 가볍게 취급해 버릴 것이다. "그냥 생리전증후군PMS이에요. 며칠만 견디면 괜찮아질 겁니다."

남녀를 막론하고 많은 사람들에게 PMS는 여성들이 견뎌야 하는 삶의 일부분에 불과하다. 거의 여성이기 때문에 치러야 하는 대가, 일부 여성들이 유독 심하게 겪을 수도 있는 정상적인 통과의례로 여겨진다.

맞는 생각이다. PMS는 생물학적인 여성에게 삶의 일부가 맞다. 그러나 일부 여성, 특히 만성통증 장애를 지닌 여성에게 PMS는 불편하다 못해 견디기 힘들 만큼 고통스럽다. 그렇다면 이것을 진정하고 합당한 건강 문제로 보고, 고통을 견딜 수 있을 만한 수준으로 완화해 줄 방법을 찾아야 하지 않을까?

괜히 그럴듯한 말을 하려는 것은 아니지만, 만약 남성이 매달 성호르몬으로 인한 통증 주기를 겪어야 한다면 다들 그것을 정당한 통증으로 받아들이고 연구를 실시해서 신약을 개발했을 것이다. 발기부전을 지칭하는 약어인 'ED'가 만들어지고 이 증상을 치료하는 파란 알약이 개발된 것처럼, 남성이 매달 겪는 통증에도 약어 이름MTP!이 만들어지고 약이 개발되고 환자를 돕는 모임이 생기고 텔레비전 광고도 방송될 것이다. (그래, 이건 좀 지나친 상상인지도 모르겠다. 그래도 남성이 매달 겪는 통증 주기가 '그냥 남자들이 견뎌야 하는 것'으로 여겨지지는 않을 것이라고 내기를 할 수도 있다.)

그러나 여성의 월경주기와 관련된 통증의 급격한 증가는 매일 무시당한다. 통증의 다른 원인을 찾기 위해 검사를 실시하는 경우에도, 의료진이 항상 도움이 되는 것은 아니다(그들이 에스트라디올과 통증의 관계를 모르기 때문일 가능성이 높다). 따라서 여성의 걱정거리는 옆으로 밀려난다. 이로 인해 여성들은 그 순간에 당장 필요한 도움을 받지 못한다. 게다가 통증을 호소하는 자신의 말을 의사가 과장으로 받아들인다는 느낌 때문에 나중에라도 적절한 치료를 받으려고 노력할 가능성이 현저히 줄어든다.

에스트라디올과 통증의 상관관계는 밝혀져 있지만, 호르몬 수치의 변화가 여성이 경험하는 통증 수준에 실제로 어떻게 영향을 미치는지에 대해서는 아직 많은 의문이 남아 있다. 둘 사이에 관계가 있다는 건 아는데, 이유는 아직 확실히 모른다는 뜻이다.

뇌 영상 촬영을 이용해 건강한 여성의 통증 민감성 차이를 시각적으로 측정할 수 있는지 살펴본 연구가 두 건 있다.[10] 그중 한 연구에서는 왼쪽 저작근(아래턱과 광대뼈를 연결하며, 씹는 행동을 돕는 근육) 부위 피부에 고통스러울 정도로 뜨거운 열기를 가했다. 그리고 이 통증에 대한 반응을 여성의 월경주기 중 두 시기에 각각 측정했다. 에스트로겐 수치가 높을 때 한 번, 에스트로겐 수치가 낮을 때 한 번. 이 두 시기 사이에 통증 수준에는 현저한 차이가 없었지만, 뇌에서는 활성화되는 부위가 각각 달랐다. 두 번째 연구에서는 월경주기 중 에스트로겐 수치가 높을 때와 낮을 때, 고통스러울 정도로 뜨거운 물에 손가락을 담그게 했다. 여기서도 뇌의 활성화 패턴에 차이가 드러났다. 이번에는 또한 통증 수준과 '통증 불쾌감' 수준에도 차이가 나타났다. 호르몬 수치가 특정한 통증의 신경전달에는 영향을 미칠 수도 있고 미치지 않을 수도 있지만, 개인의 통증 인식과 경험에는 확실한 영향을 미친다는 사실을 이 두 연구에서 확인할 수 있다. 또한 이 두 연구는 호르몬 수치로 인한 변화를 뇌 스캔으로 측정할 수 있음을 밝혀냈다.

여성의 통증과 관련해서 이 연구 결과에는 어떤 의미가 있을까? 내가 보기에는 우리가 이런 정보를 지금보다 훨씬 더 주의 깊게 살펴봐야 한다는 증거 같다. 통증의 수용이 문제든 인식이 문제든 상관없이, 여성의 호르몬 주기가 급성통증과 만성통증에 모두 영향을 미치는 것은 사실이다. 4장에서 살펴보았듯이, 호르몬 수치는 진통제를 포함한 약의 효과에도 영향을 미친다. 따라서 통증을 진단하고 치료할 때마다 여성에게 독특하게 나타나는 호르몬 수치 변화를 반드시 고려해야 한다.

물론 호르몬 수치에 관한 이런 논의가 폐경 즈음과 그 이후의 여성들에게도 틀림없이 영향을 미칠 것이다. 알다시피, 에스트로겐 수치가 감소하면 통증 상황과 인식이 변한다. 따라서 호르몬 수치와 주기의 영구적인 변화 역시 통증 상황과 인식을 바꿔놓을 것이라고 가정할 수 있다. (이 주제는 7장에서 더 자세히 살펴보겠다.) 폐경이 여성의 통증과 통증 민감성에 어떤 영향을 미치는지 더 많은 연구가 필요하지만, 나이가 있는 여성을 치료할 때 이 문제를 고려해야 한다는 사실은 현재의 지식만으로도 알 수 있다.

월경주기가 중추신경계와 통증 인식에 어떻게 영향을 미치는지 완전히 밝혀낸다면, 여성의 월경주기와 생애주기를 고려해서 더 효과적으로 통증을 치료할 수 있을 것이다. 그때까지 우리는 연구를 계속하면서, 환자의 말에 귀를 기울여야 한다. 여성 환자가 설명하는 증상이 우리의 선입견과 어긋나더라도 무시하면 안 된다.

'옌틀 증후군': 소리를 높여라

최근 나는 응급실에서 제니퍼라는 여성을 만났다. 우리 병원에는 처음이었지만, 지난 일주일 동안 무려 세 번이나 다른 병원 응급실을 찾았다고 했다. 그녀의 증상은 오른쪽 복부의 심한 복통과 질 출혈이었으며, 그녀는 몹시 괴로워하고 있었다.

"다들 십중팔구 난소 낭종 파열일 거라고만 말해요. 그런데 지금껏 아무도 이렇다 할 조치를 취해주지 않았다고요! 초음파 검사에 '골반 부위 액체'가 관찰된다면서 그게 저절로 사라질 거라고 했는데, 난 지금도 아파 죽겠어요. 의사들한테 통증이 점점 더 심해진다면서 치료를 해달라고 말했는데, 그냥 나를 다른 의사한테 넘겨버리거나 집으로 돌려보내려고만 했어요!"

그녀가 울면서 털어놓는 이야기를 들으며 나는 그녀의 두려움을 느낄 수 있었다. 내심 아연한 기분도 들었다. '그냥' 난소 낭종 파열이라고? 난소 낭종은 흔한 종양이며, 실제로 파열되기도 한다. 의학적으로 응급 상황은 아니고, 확실히 통증이 동반되긴 하지만 파열 자체는 대개 위험하지 않다. 수술 등 추가 치료가 필요한 경우도 드물다. 그러나 낭종의 크기가 크거나 성격이 복잡하다면 낭종 파열이 내출혈과 감염을 유발할 수 있으며, 심한 경우 환자가 사망할 수도 있다. 큰 낭종은 또한 난소 염전이라는 상태를 유발할 수 있는데, 그러면 난소로 가는 혈류가 차단되고 심한 통증이 생긴다. 이 상태를 치료하지 않으면, 난소의 세포가 죽고 돌이킬 수 없는 손상이 발생한다.

제니퍼가 처음에 받았다는 초음파검사로 인해 의사들은 추가 치료가 필요하지 않다는 결론을 내리게 된 것 같았다. 그러나 제니퍼는 통증과 두려움 때문에 벌써 며칠째 일도 쉬면서 제대로 된 생활을 못 하고 있었다. 게다가 통증이 점점 나아지는 게 아니라 오히려 심해지고 있다면, 뭔가 다른 원인이 있을 가능성도 있었다.

내 관심을 끈 것은 '십중팔구'라는 단어였다. '십중팔구'는 추측이지 진단이 아니다. 이 경우에는 초음파검사 결과와 의학적인 지식을 바탕으로 한 추측이지만, 그래도 남아 있는 불확실성은 항상 응급의학과 의사인 내 머리를 자극한다. 제니퍼의 증상이 정말로 난소 낭종 파열이었을 수도 있다. 그 경우 확실히 골반에 물이 차게 된다. 그러나 점점 심해지는 통증의 원인은 완전히 다른 데에 있을 수도 있었다. 예를 들면, 자궁외 임신, 골반 염증 장애 같은 것. 심지어 맹장염일 가능성도 있었다.

"정확한 진단을 받지 못하셨다니 정말 유감이에요." 나는 제니퍼에게 이렇게 말했다. "솔직히 말해서, 응급실에서 항상 정확한 진단을 내려줄 수 있는 건 아니죠. 여기서는 다양한 검사를 할 수 없거든요. 원래 다니시던 산부인과 병원에 전화해서 최대한 빨리 예약을 잡으셔야 할 것 같아요. 하지만 그 전에 심한 복통을 일으키는 다른 원인들을 살펴보기 위해 먼저 CT 검사를 받는 게 좋겠습니다. 그 결과를 보고 다시 이야기하죠."

CT 검사 결과 낭종이 파열되었을 때 물이 차는 부위에 정말로 액체가 보였다. 다행히 내출혈은 없는 것 같았다. 그렇다면 처음 진단이 옳았다는 뜻이니 추가 치료는 필요하지 않았다. 하지만 초음파에서 발견되지 않은 커다란 낭종 두 개가 더 보였다. 이것들이 복통의 원인일 수 있었다. 나는 그 낭종들이 파열되기 전에 미리 수술로 제거하는 방법을 생각해 볼 수 있게 제니퍼를 외과로 보냈다.

비록 내가 제니퍼에게 '치료법'을 알려줄 수는 없었지만(파열된 낭종에서 새어 나온 피와 액체는 여러 주 동안 자연스레 몸에 흡수되었을 것이다), 통증을 완화할 수 있는 방법과 증상에 대한 구체적인 설명은 제공할 수 있었다. 사실 내 생각에 내가 가장 도움을 준 부분은 처음의 진단이 옳았다고 확인해 준 것이 아니라 제니퍼의 힘든 상황을 알아주었다는 점인 것 같다. 만약 제니퍼가 이미 아주 많은 의사들을 거쳐 내게 왔다면, 그래서 나 역시 그녀에게 기본적으로 똑같은 말을 해줄 수밖에 없었다면, 그녀는 내가 자신의 말을 제대로 들어주지 않는다고 느꼈을 것이다.

제니퍼의 사례로 나는 여성의 통증이 다르게 다뤄진다는 사실뿐만 아니라, 통증에 대한 여성의 '의사소통' 방식이 그 통증의 취급에 커다란 영향을 미친다는 사실을 다시 확인했다. 제니퍼는 의사들에게 자신의 통증을 설명하려고 애쓰면 애쓸수록, 의사들이 더 건성으로 듣는 것 같았다고 말했다.

안타깝게도 이런 일은 항상 벌어진다. 이런 현상을 '증폭'이라고 부르는데, 미국은 물론 전 세계의 병원에서 발견되는, 성별을 기반으로 한 편견이다.

나는 동료인 브루스 베커 박사와 함께 쓴 논문 「남성, 여성, 그리고 통증」에서 이 점에 대해 다음과 같이 썼다.[11]

급성으로 나타난 질병이나 부상에서 환자의 통증을 부적절하게 취급하면, 환자가 부정적인 기대를 갖게 되며, 나중에 다시 급박한 상황에서 의료진을 접할 때에도 그 감정이 동반되어 통증의 성질과 강도를 설명하는 환자의 방식에 영향을 미친다. 즉, 증폭 효과가 발생할 가능성이 크다. 환자가 통증에 대해 목소리를 높이면 높일수록(은유적으로 말해서 통증이 더 목소리를 내게 해줄수록), 의료진은 반사적으로 '볼륨을 낮춰' 그 말을 받아들임으로써 통증에 대한 환자의 표현을 잘 듣지 못하게 될 수 있다. 그러면 점점 커지는 통증의 목소리를 해석하는 데에 환자가 과장하고 있다는 믿음(어떤 의미에서는 사실이기도 하다)이 더욱 많이 끼어들게 된다. 이 때문에 대화 중에 의학적으로 중요한 다른 내용들 역시 곡해되어 진단 지연, 부적절한 진단, 잘못된 치료, 환자의 사망률 증가로 이어질 수 있다. …환자의 통증에 제대로 조치를 취해주지 않으면 환자의 불만, 환자의 불신, 일종의 PTSD(외상후 스트레스 장애), 병원과 관련된 불안증이 초래된다. 이렇게 해서 환자에게 자멸적이고, 의사-환자 관계를 크게 무너뜨리는 악순환과 행동의 증폭이 생겨난다. 일단 증폭이 시작되면, 오진과 부적절한 치료로 이어져 환자는 피해를 입고, 보건 체제도 많은 비용을 치르게 된다.

간단히 말해서, 환자는 통증을 무시당할 때마다 의료진의 주의를 끌기 위해 통증에 대한 이야기를 '증폭'한다는 뜻이다. 그러나 내 경험상 바쁜 응급실 의사들과 간호사들이 환자들의 이런 외침을 건성으로 듣거나 얕잡아 볼 때가 너무나 많다. 우리는 통증에 시달리는 환자들을 밤낮으로 대하는 사람들이므로, 힘든 하루를 보낸 뒤에는 가끔 모든 것을 뒤로 밀어버리고 그냥 눈앞의 일이나 빨리 해치우고 싶다는 생각이 들 때가 있다. 환자에 대한 측은지심이 부족할 뿐만 아니라 환자에게 위험하기까지 한 태도다. 앞에서 언급했듯이, 이로 인해 오진, 환자의 통증 경시, 환자의 통증 증가라는 악순환이 만들어지고, 결국은 의료진이 더 큰 부담을 지게 된다.

증폭은 고통에 시달리는 환자의 목소리를 누구도 들어주지 않을 때 발생할 수 있다. 의사를 포함한 많은 사람들은 여성이 더 약하고, 통증을 잘 견디지 못하고, 무엇이든 지나치게 과장하기 일쑤라는 선입견을 내면화하고 있다. 여성 환자들 입장에서는 의사가 자신의 말에 별로 반응하지 않는 것이 눈에 보이는 상황이므로, 자신의 통증을 더욱더 강조하게 된다. 진정한 악순환이다.

의료계에서는 이런 상황을 '옌틀 증후군Yentl syndrome'이라고 부른다. 2001년에 의학박사인 버나딘 힐리가 모든 분야에서 여성이 겪는 오진과 부적절한 치료뿐만 아니라, 특히 허혈성 뇌졸중을 일으킨 여성들의 나쁜 치료 결과를 요약해서 표현하기 위해 만들어낸 말이다. 여성이 주위의 다른 남자들만큼 자기도 아프다는 사실을 의료진에게 증명해야만 하는 모든 상황이 여기에 해당된다.[12]

나는 제니퍼의 사례가 바로 이런 상황이었다는 느낌을 떨쳐버릴 수 없었다. 그녀는 처음 찾아간 의사가 자신의 통증을 경시하는 태도를 보이자 더욱 불안해졌고, 의사들은 후속 조치를 취하는 대신 그녀의 말을 모두 '볼륨을 낮춰 듣는' 쪽을 선택했다. 통증에 관한 의사소통의 역학, 특히 거기에서 나타나는 성차에 대해 배운 의료인이 아직 별로 없기 때문에, 제니퍼가 여러 날에 걸쳐 세 번 응급실을 찾는 동안 이 현상이 되풀이되었다.

제니퍼가 응급수술을 받아야 하는 상태가 아닌 것이 다행이었다. 그러나 그녀의 목숨이 위태롭지 않았다고 해서, 자신의 두려움과 통증이 무시당했던 상처가 줄어들지는 않는다. 의사들은 낭종 파열을 '응급 상황'으로 보지 않았지만(그녀의 증상에 대해 내릴 수 있는 다른 진단들에 비하면 그렇다는 뜻이다), 제니퍼 본인에게는 위급한 상황이었다. 제니퍼는 앞으로 의사들을 만날 때마다 이 부정적인 경험의 영향을 받을 가능성이 높다.

이런 증폭 효과는 심리적인 면뿐만 아니라 신체적으로도 여성에게 엄청난 영향을 미친다. 조 패슬러는 2015년에 《애틀랜틱》에 기고한 글에서, 난소 염전으로 고생하던 아내 레이철의 경험을 자세히 묘사했다.[13] 의사들은 그녀에게 질문만 몇 개 던진 뒤 기본적인 진찰조차 하지 않고, 가볍게 신장결석이라는 진단을 내렸다. 그 결과 그녀는 세 시간이 넘게 기다린 뒤에야 비로소 통증 완화 치료를 받았으며, 열네 시간이 넘게 흐른 뒤에야 수술을 받을 수 있었다. 결국 한쪽 난소를 잃은 그녀는, PTSD 증상에 시달리고 있다. 그녀의 통증 수준이 그녀가 직접 말로 표현하는 바로 그 수준과 일치한다는 사실을 의사와 간호사를 포함해서 누구도 믿어주지 않은 것이 원인이다.

통증 진단과 관리에서 주관적인 영향을 미치는 요소가 성별뿐인 것은 아니다. 비록 대체로 잠재의식에 묻혀 있기는 해도, 의료계에는 소수집단, 특히 흑인 여성이 통증을 느끼는 방식이 백인과는 다르다는 믿음이 널리 퍼져 있다. 따라서 유색인종 여성이 통증을 이야기할 때는 증폭 효과가 더욱 과장될 수 있다. 이점에 대해서는 8장에서 더 자세히 이야기하겠지만, 여기서 우선 반드시 알아두어야 할 것이 있다. 의사들이 자기 말에 귀를 기울이지 않는다는 유색인종 여성들의 말은 절대적으로 진실이라는 것.

또한 통증을 드러내는 방법의 문화적 차이에 대한 편견

도 있다. 일부 응급실에서는 '스테이터스 히스패니쿠스status Hispanicus'라는 말이 돌아다닌다. 일부 히스패닉 여성들이 통증을 드러내는 방식이 극단적이라고 여겨지기 때문이다. 그들은 몸을 앞뒤로 흔들거나, 크게 우는 등의 방식으로 통증을 호소한다. 이런 문화적 차이를 이해하지 못하는 의료인의 눈에는 그 여성이 고작 발톱이 깨진 걸로 세상이 무너진 것처럼 구는 걸로 보일 수 있다. 이런 판단을 한번 내리고 나면, 그 뒤로는 그 여성의 말을 경시하게 된다.

의사가 환자를 대하는 방식에 영향을 미치는 갖가지 인식은 노골적인 것과 암묵적인 것을 포함해서 아주 층층이 쌓여 있다. 그 인식 중 대다수가 결국 여성의 통증이 경시되는 결과를 낳는다는 현실이 안타깝다. 이런 일은 단순히 임상적인 상황뿐만 아니라 개인 간의 관계에서도 일어난다. 의료계에 섞여 있는 소수의 '썩은 사과'나 태만한 사람들만의 문제도 아니다. 각종 연구, 임상시험, 치료 모델에서 습관적으로 여성을 배제하는 체제에서 이런 증상이 나타난다고 보아야 한다. 우리가 통증에 시달리는 여성을 진찰하고, 치료하고, 함께 있어주는 법을 잘 모르는 것은, 그런 방법을 배운 적이 없기 때문이다.

유색인종 여성을 대하는 법에 대해서는 더욱더 지식이 얕다. 유색인종 여성은 고정관념과 편견이 미시적 차원과 거시적 차원에서 모두 치료에 영향을 미칠 수 있다는 점을 염두에 두고 훨씬 더 주의를 기울여야 한다. 앞에서 말했듯이, 암묵적인 편견을 해결하는 데에는 언제나 교육이 효과를 발휘한다. 그러나 그런 교육이 의료계에서 널리 실시될 때까지는, 환자의 말에 편안하게 주의를 기울여주는 병원과 의사를 일부러 찾아보는 편이 좋다. 편견이 느껴질 때마다 잘 새겨두었다가 기회가 있을 때 소리 내어 알려야 한다.

이렇게 해보자

통증 치료는 의사들이 가장 흔하게 하는 일이자 꼭 필요한 일이다. 그러나 모든 의료인이 여성의 통증을 대하는 법에 대해 잘 아는 것은 아니다. 따라서 여성들 자신이 필요한 질문을 던지고, 필요한 해결책을 찾아내고, 자신의 생각을 소리 내어 말해야 한다.

첫째, 상황을 잘 알 수 없을 때 질문을 던지는 것을 두려워하면 안 된다(이미 앞에서 말한 내용이지만, 이것은 아무리 강조해도 지나치지 않다). 혼란스럽다거나, 의료진이 사용하는 의학 용어를 알아듣지 못하겠다고 말하는 것을 망설일 필요가 없다. 의사의 진단이 이해가 안 가거나 환자 본인이 걱정하는 부분을 의료진이 하찮게 생각하는 것 같은 느낌이 든다면, 의사에게 쉬운 말로 상황을 설명해 달라고 요구해야 한다. 아니면 이런 질문을 던져도 된다. "방금 설명하신 내용을 글로 적어주실 수 있어요? 나중에 집에 가서 읽어보고, 앞으로 치료가 어떻게 진행될지 알아볼 수 있게요."

둘째, 통증 완화를 위해 처방된 약의 종류와 처방 이유를 알아둔다. 의사에게 아편제 등 중독 위험이 있는 약을 대신할 수 있는 다른 약들의 목록을 요구하고, 그 약들이 여성에 대한 임상시험을 거쳤는지 물어본다. 현재 사용 중인 약이 통증을 제대로 완화해 주지 못한다는 느낌이 들면, 다른 수용체를 겨냥하기 때문에 여성의 몸에 더 효과적일 수 있는 다른 약이 있는지 물어본다.

셋째, 통증을 치료할 수 있는 다른 방법들을 조사한다. 특히 침술은 임상시험에서 아편제와 똑같은 신경 수용체(뮤수용체)에 작용하는 것으로 증명되었다.[14] 그 밖에 요가, 명상, 마사지, 기氣치료 등이 급성통증과 만성통증에 모두 유용한 보조 치료법이 될 수 있다. 스트레스가 호르몬 수치에 영향을 미치므로, 긴장을 풀 수 있는 방법을 찾는다면 만성통증의 수준을 조금 낮출수 있을 것이다.

마지막으로, 통증에 시달릴 때는 냉정하고 합리적인 정신을 유지하기가 어렵다. 따라서 설사 만성통증이 없어서 가까운 시일 안에 통증 치료를 받을 가능성이 별로 없는 사람이라 하더라도, 자신의 몸이 통증에 어떤 반응을 보이는지 최대한 많이 알아두는 것이 유용하다. 그러면 의료진에게 정확한 질문을 던지고, 치료와 관련해서 좋은 결정을 내리는 데 도움이 될 것이다.

핵심 요약

- 여성의 통증 메커니즘과 반응은 남성과 생물학적으로 다르다. 이런 성차가 이제야 조금씩 밝혀지고 있다.
- 여성의 호르몬 주기가 통증 수준, 통증 인식, 통증 치료의 효과에 영향을 미친다. 에스트로겐 수치가 낮으면 통증이 더 커질 가능성이 높다.
- 모든 진통제가 남녀에게 똑같은 효과를 발휘하지는 않는다. 사용 중인 약의 통증 완화 효과가 부족하다는 느낌이 든다면 약을 바꾸는 것이 도움이 될 수 있으므로 의사와 상의한다.
- 통증을 묘사하는 여성의 말과 행동을 의료진이 받아들이는 데 암묵적인 편견이 작용할 때가 많기 때문에, '증폭 효과'가 생긴다. 유색인종 여성이나 통증을 더 요란하게 표현하는 문화에서 자란 사람들이 특히 그렇다.
- 보조 치료법들은 여성의 특정 통증에 대해 처방약만큼 효과가 있다는 사실이 증명되었으므로, 만성통증과 통증장애에 시달리는 여성에게 적용할 수 있는 선택지 중 하나로 고려되어야 한다.

7장

호르몬 너머

여성의 생화학적 특징과 호르몬 치료

내가 야간 근무를 하고 있을 때, 케이티라는 젊은 여성이 응급실로 들어왔다. 나이는 서른 살이고 건강해 보였으나, 숨을 깊이 들이쉬면 가슴 위쪽이 아프고 심장박동이 정상보다 빨랐다. 그래서 우리는 케이티에게 몇 가지 검사를 실시하기로 했다.

나는 그녀의 진료기록을 살펴보았다. 심혈관질환의 위험 요소는 보이지 않았고, 입원을 하거나 수술을 받은 적도 없었다. 처방받은 약도 피임약뿐이었다.

"늑막성 흉통 같은데요. 전에도 이런 적이 있어요?" 내가 물었다.

"이렇지는 않았어요." 케이티가 떨리는 목소리로 대답했다. "가끔 공황발작이 일어나는데, 이번에는 느낌이 달라요."

나왔다. 쉬운 길. 여성들에게 쉽게 내려지는 불안증 진단. 하지만 불안증과는 조금 달랐다.

"케이티, 혹시 담배 피우세요?" 내가 물었다. "예를 들면, 친구들과 술을 마실 때라든가? 아니면 하루에 몇 개비씩 피운다든가?"

"음… 가끔? 네, 둘 다 맞는 것 같아요."

케이티는 문진표에 흡연 사실을 밝히지 않았다. 흔한 일이다. 모임 같은 자리에서만 담배를 피우는 많은 여성들은 자신이 흡연자라는 생각이 없다. 일주일에 몇 개비쯤 담배를 피우는 정도라도 몸이 피해를 입을 수 있다는 사실 역시 알지 못한다.

내가 말했다. "케이티, 심장과 폐를 포함해서 몇 가지 확인해보고 싶은 게 있어요. 혈전이 발생했을 가능성이 있는지 먼저 확인하고 싶거든요."

매년 10만 명이 넘는 사람들이 폐색전증이나 심부정맥혈전증으로 목숨을 잃는다. 둘 다 혈전에 속한다.[1] 호르몬을 이용한 피임방법을 사용 중인 여성들은 그렇지 않은 여성에 비해 혈전이 발생할 위험이 평균적으로 약 네 배나 된다. 그래도 전체적으로 보면 위험이 상대적으로 낮은 편이다(젊고 건강한 여성의 경우 1퍼센트 미만으로, 임신부와 같은 수준이다).[2] 그러나 여기에 담배라는 요인을 더하면, 상황이 아주 심각해진다. 니코틴이 심장박동을 빠르게 하고 혈관을 좁혀 혈전이 생기기 쉬운 환경을 조성하기 때문이다. 흡연을 하면 혈소판도 '끈적끈적하게' 변하기 때문에 역시 혈전이 생기기 쉽다.[3]

응급실에서 오랫동안 근무한 내 경험상, 건강한 서른 살 남성의 폐에 혈전이 생긴 경우는 본 기억이 없다(장시간의 비행 같은 심각한 위험 요인이 있다면 얘기가 다르다). 그러나 케이티(실제로 폐에서 혈전이 발견되어 즉시 치료를 받았다)와 나이가 비슷하고 피임을 하는 많은 여성들은 매년 혈전으로 응급실을 찾는다. 사실 호르몬을 이용한 피임이 혈전의 독립적인 위험 요인이다. 여성들은 이런 피임방법을 사용하면서 담배를 피우면 위험하다는 말을 자주 들으면서도, 자신이 매일 섭취하는 호르몬이 모든 면에서 생리적으로 어떤 영향을 미치는지, 그런 약이 혈전의 가능성과 심각도를 더욱 높이는 이유가 무엇인지 잘 알지 못한다.

새로운 여성 생물학

앞에서 살펴보았듯이, 여성호르몬은 단순히 월경과 기분에만 영향을 미치는 '방해꾼'이 아니다. 여성의 몸에서 분비되는 호르몬은 면역체계에서부터 순환계까지, 통증과 진통제에 대한 반응까지 모든 면에서 생리적인 영향을 미친다. 에스트로겐, 프로게스틴 등 다양한 여성호르몬은 온몸의 세포 기능에도 영향을 미친다. 여성의 몸을 구성하는 모든 세포에는 여성 염색체뿐만 아니라, 스테로이드 계열 호르몬의 수용체도 존재한다. 그중에서 특히 에스트로겐은 자신을 세포 안으로 운반해 주는 중요한 '운반자'를 두고 다른 화합물들과 경쟁을 벌인다. 일부 처방약도 여기에 포함된다. 이로 인해 세포의 '주목'을 끌기 위해 경쟁이 벌어지는 복잡한 역학이 형성되고, 이것이 물질의 수용에 영향을 미친다. 주로, 또는 전적으로 여성에게 나타나는 건강상의 패턴, 주의할 점, 질병이 존재하는 이유가 이것이다.

케이티가 사용한 피임약처럼 합성된 호르몬이 여기에 더해지면, 여성 특유의 위험 요인이 바뀌거나 복잡해질 수 있다. 많은 여성들이 체외에서 제조된 호르몬을 다양한 방식으로 매일 사용한다. 특히 피임에 호르몬이 가장 널리 사용된다. 경구피임제, 호르몬을 분비하는 자궁내 장치, 피부에 붙이거나 속에 심는 여러 피임 장치 등 형태도 다양하다. 자궁절제술이나 난소절제술 같은 생식기 관련 수술 뒤에도 합성 호르몬이 처방된다. 또한 갱년기증상과 피부 질환은 물론 심지어 우울증에도 호르몬이 처방된다. 이런 치료법이 효과를 발휘하는 정확한 메커니즘을 우리가 항상 분명히 아는 것은 아니다(예를 들어 피임약과 여드름 감소 사이의 관계도 일부만 밝혀져 있다). 우리는 많은 여성이 이런 약의 도움을 받고 있으며, 그 덕분에 목숨을 건질 때도 많다는 사실을 알 뿐이다.

체외에서 합성된 호르몬은 많은 여성에게 진정한 의미의 선물과 같다. 수술이나 폐경 이후 몸의 균형을 유지해 주기도 하고, 월경전증후군과 갱년기의 고통스러운 증상들을 완화해 주기도 하고, 다른 중요한 약의 효과를 강화해 주기도 한다. 또한 수면, 우울한 기분, 질 건조증을 완화해서 나이를 먹은 뒤에도 친밀한 관계와 섹스를 잘 즐길 수 있게 해주고, 전체적인 행복감을 높여주기도 한다.

그러나 체외 호르몬에는 부작용이 따른다. 우리가 앞에서 여성 특유의 생물학적 특징이라고 지적했던 현상들을 '촉진하거나' 증폭시키는 경우가 많다. 케이티의 혈전이 한 예다. 그 밖에 기분 변화, 체중 증가, 부종, '머리에 안개가 낀 것 같은 현상,' 특정 암의 위험 증가 등이 있다.

일부 체외 호르몬(예를 들어 피임약)에 대해서는 많은 연구가 이루어졌지만, 우리의 기대와는 다르게 움직이는 호르몬도 있다. 의사들은 폐경 이후 여성들에게 고용량 호르몬대체요법을 오랫동안 시행했다. 이 치료로 심장발작과 뇌졸중의 위험이 줄어들 것이라는 기대 때문이었다. 사실 젊은 여성들에게서는 '에스트로겐의 보호 효과'가 관찰되므로, 나이를 먹은 여성에게도 같은 효과가 고스란히 발휘될 것이라는 가정이 자연스러웠다. 여러 연구의 관찰 결과도 이 가정을 확인해 주는 듯했다. 그러나 치료법의 시행 결과는 정확히 그 반대였다. 체외 호르몬을 고용량으로 여성들에게 사용한 결과 혈전, 심부정맥혈전증, 쓸개 질환, 요실금, 뇌졸중의 발생 가능성이 오히려 높아진 것이다. 심지어 심장병과 관련해서는 어떤 효과도 측정되지 않았다.

갱년기증상과 심장발작 예방을 위한 호르몬대체요법의 무분별한 시행에 마침내 제동을 건 획기적인 연구가 바로 '여성 건강 이니셔티브'다. 이 연구에서는 폐경 이후 여성에게 에스트로겐만 사용하는 치료법, 에스트로겐과 프로게스틴을 함께 사용하는 치료법을 모두 살펴보았다. 심장질환을 포함한 여러 만성질환에 호르몬대체요법이 어떤 효과를 발휘하는지 살펴본 결과, 호르몬대체요법이 골 감소와 고관절 골절 예방에는 효과가 있지만 심혈관질환의 위험을 낮춰주지는 않는다는 사실이 드러났다. 오히려 호르몬대체요법은 위에서 언급한 부작용들의 발생 가능성을 높였다. 에스트로겐과 프로게스틴을 함께 사용한 집단에서는 폐색전증, 치매, 침습성 유방암의 위험이 높아진 것으로 나타났다.

이러한 위험 요인(특히 유방암 관련)을 무시하기에는 통계적으로 너무 심각하다는 사실이 확실해진 2002년에 연구가 중단되었다. 그리고 겨우 몇 년 만에 미국에서 호르몬대체요법 처방 건수는 9천만에서 약 3천만으로 떨어졌다.[4] 연구 결과와 연구 중단에 대한 언론보도로 여성들은 자신에게 도움이 될 것이라고 믿었던 호르몬대체요법이 사실은 자신을 죽이고 있었다는 두려움을 품게 되었다.

지금은 체외 호르몬이 여성의 체내에서 어떤 작용을 하는지, 어떤 용량으로 처방해야 하는지가 훨씬 더 자세히 밝혀져 있다. (어떤 경우든 최소 용량으로 효과를 내는 것이 최선이다.) 다양한 연령대의 여성들에게 안전하고 효과적으로 호르몬대체요법을 사용하기 위한 지침도 있다. 예를 들어, 폐경 이후 최대 10년까지의 여성은 물론 가임기 여성에게도 에스트로겐 치료가 대체로 안전하다는 사실이 연구에서 밝혀졌다. 또한 질 건조증, 안면홍조, 식은땀 등 흔한 갱년기증상을 완화하는 데 이만큼 효과적인 치료법이 없다는 사실도 지적할 가치가 있다. 그러나 폐경 이후 10년이 지나면 여성의 세포에 있는 에스트로겐 수용체가 잘 사용되지 않는 탓에 퇴화하며, 중요한 화학물질과 정보를 운반하기 위한 다른 호르몬 통로를 몸이 만들어낸다. 이때 체외 에스트로겐이 몸에 들어오면 염증반응이 일어나, 암이나 심혈관질환 같은 부작용의 위험이 더 커질 수 있다.

호르몬대체요법의 위험성이 20년 전과는 비교도 할 수 없게 좋아졌다 해도, 위험 요인은 지금도 존재한다. 특히 호르몬을 사용하는 여성이 담배를 피우거나, 술을 마시거나, 비만하거나, 기저질환이 있는 경우 위험이 더 증가한다. 호르몬대체요법이 여성의 심장발작을 막아줄 것이라는 약속은 이미 사라졌으나, 우울증, 만성통증 증후군, 골다공증 예방 등 흔한 이유로 호르몬대체요법은 계속 시행되고 있다. 게다가 이 체외 호르몬이 여성의 몸은 물론 다른 의약품과도 상호작용을 하기 때문에 문제가 더욱 복잡해진다.

만성통증 치료에 체외 호르몬을 사용하는 경우가 좋은 예다. 5장에서 밝혔듯이, 여성의 통증 경로가 남성과 다르며 호르몬 수치가 통증 인식과 내성에 영향을 미친다는 사실이 새로 밝혀지고 있다. 또한 월경주기 중 황체기에 에스트로겐 수치가 떨어지면 통증이 증가할 수 있다는 사실도 알려져 있다. 따라서 체외 호르몬 사용이 통증과 관련된 중요한 문제들을 해결하는 데 도움이 된다고 가정하는 것이 자연스럽다. 그러나 2001년에 시행된 한 연구는 호르몬대체요법의 일환으로 체외 호르몬을 사용하는 건강한 여성 노인의 통증역치와 통증 내성이 호르몬을 사용하지 않는 집단에 비해 낮다는 사실을 밝혀냈다.[5]

짐작하겠지만, 이것은 여성의 섬유근육통이나 만성피로증후군 등과 관련해서 광범위한 의미를 지니고 있다. 호르몬대체요법은 이런 질환에 흔히 사용되는데, 사실은 합성 호르몬(특히 에스트라디올)을 보충해 주는 것이 통증을 전혀 완화해 주지 않는 듯하다. 스웨덴의 안데르스 블롬크비스트 박사의 연구 팀은 2010년에 위약偽藥과의 비교가 포함된 무작위 이중맹검 임상시험에 '호르몬대체요법은 섬유근육통에 시달리는 폐경 이후 여성의 자가 평가 통증 수준이나 실험적인 통증 반응에 영향을 미치지 않는다'는 확실한 제목을 붙였다. 여기서 연구 팀은 "성 호르몬, 특히 에스트로겐은 통증 처리와 통증 감수성에 영향을 미치는 것으로 드러났으며, 에스트로겐 결핍은 '섬유근육통'을 잠재적으로 조장하는 요인으로 간주되었다. …치료 집단과 위약 집단의 자가 평가 통증 수치에는 전혀 차이가 나타나지 않았다"[6]고 밝혔다. 연구 팀이 내린 결론은 다음과 같았다. "'섬유근육통'에 시달리는 폐경 이후 여성에 대한 위약 치료와 비교했을 때 8주간의 경피적 에스트라디올 치료는 통증 인식, 통증역치, 통증 내성에 영향을 미치지 않았다."

나는 이 연구 결과가 두 가지를 가리킨다고 본다. 첫째, 여성 호르몬과 질병의 여성적 패턴 사이 관계를 우리가 아직 완전히 모른다는 것. 둘째, 체외 호르몬이 체내에서 체내 호르몬과 똑같이 작용하지 않을 가능성이 있다는 것. 따라서 이 호르몬을 효과적으로 사용하는 방법과 시기를 알아내기 위해 이런 치료법의 메커니즘을 더 깊숙이 연구할 필요가 있다. 앞에서 설명한 위험 사례들의 경우라면, 호르몬대체요법의 위험성이 이득을 앞설 가능성이 있다.

호르몬대체요법이 유용해 보이는 곳을 하나 꼽는다면 우울증 치료가 있다. 중국에서 실시된 한 연구는 갱년기와 관련된 우울증 증상의 완화 효과를 들여다보았다. 연구 팀은 참가자들을 두

집단으로 나눠, 한 집단에는 주기에 맞춰 에스트로겐과 프로게스테론을 투여하고, 다른 집단에는 여기에 덧붙여 플루옥세틴(프로잭이라는 상품명으로 판매되는 항우울제)을 일반 용량만큼 투여했다. 그 결과 두 번째 집단의 '치유율'은 92퍼센트였던 반면, 호르몬만 투여한 집단의 치유율은 48퍼센트였다.[7] 체내에서 약이 흡수되는 방식과 여성호르몬 사이의 관계를 보여주는 흥미로운 연구 결과다.

《기분장애 저널Journal of Affective Disorders》에 실린 또 다른 연구 결과도 이 연구 결과와 관련되어 있다. 여기서는 주요우울장애가 있는 환자에게 호르몬대체요법을 시행하면, 선택적 세로토닌 재흡수억제제의 효과가 증가한다는 점이 증명되었다.[8] 또한 세로토닌재흡수억제제가 안면홍조나 급격한 기분 변화처럼 갱년기의 호르몬 변화와 관련된 증상들의 발생을 줄여준 사례들도 있는 듯하다.

내 경험상 폐경 전후 여성들의 다양한 증상에 호르몬이 처방되는 것은 드문 일이 아니다. 젊은 여성들은 생리전증후군, 피부 문제, 생리통을 완화하기 위해 성관계 여부와 상관없이 경구피임약을 복용할 때가 많다. 문자 그대로 수백 건의 임상 연구에서 갱년기증상, 골 감소, 기분 변화를 완화하거나 예방하는 호르몬대체요법의 효과가 이미 입증되었다. 따라서 모든 연령대의 여성들이 다른 약의 효과를 강화하거나, 섬유근육통 등 다양한 질환의 증상을 완화하기 위해 체외 호르몬을 처방받는다.

그러나 모든 약이 그렇듯이, 호르몬을 처방할 때도 득과 실을 따져볼 필요가 있다. 피임약도 예외는 아니다. 또한 체외 호르몬을 여성에게 처방할 때는 잠재적인 위험에 대해서도 정확하고 분명하게 알려야 한다. 만약 케이티가 일주일에 몇 개비씩 피우는 담배의 잠재적인 위험에 대해 더 분명한 설명을 들었다면, 자칫 생명에 위협이 되는 폐색전증을 예방할 수도 있었을 것이다.

무엇보다 우리가 아직 모르는 점이 많다는 사실을 인정하는 것이 중요하다. 체외 호르몬이 체내에서 어떻게 작용하는지 우리가 완전히 알지 못하기 때문에, 다른 중요한 약들의 효과에 어떤 영향을 미치는지도 알지 못한다. 호르몬치료를 선택한 여성들에게 이처럼 지식의 공백이 있다는 점을 반드시 분명히 밝혀야 한다. 그러나 이것이 호르몬치료를 완전히 방해하는 결과를 낳으면 안 된다. 많은 여성이 호르몬치료 덕분에 다양한 영역에서 삶의 질이 좋아지는 경험을 하고 있다.

이중 생물학: 체외 호르몬과 트랜스젠더

체외 호르몬이 우리 몸 및 다른 약과 어떤 상호작용을 하는지에 대해 우리가 지닌 지식은 수박 겉핥기에 불과하다. 그러나 체외 호르몬이 건강에 미치는 영향에 대해 지식의 공백이 훨씬 더 큰 집단이 있다. 그 어느 집단보다도 주변인이라서 알려진 것도 많지 않은 트랜스젠더들이다.

대부분의 의료인은 이 집단의 독특한 생리적 특징을 잘 모른다. 특히 '전환 중'인 사람의 경우는 더욱 그렇다. 다른 성으로 비꾸고 싶다는 욕구를 단순한 젠더 정체감 문제로 보는 사람도 있고, 종교적 이유로 이 주제를 아예 무시해 버리는 사람도 있다. 그러나 개인적인 관점과는 상관없이, 성전환을 하면 타고난 성별(과 관련 호르몬, 통증 경로, XX 또는 XY 염색체의 존재)과 새로운 성별(호르몬 균형의 변화로 수많은 기본적인 생리 과정에 영향이 미친다) 사이에 겹치는 부분이 생긴다. 호르몬은 우리 몸이 일상적으로 수행하는 수많은 기능과 관련되어 있으므로, 체외 호르몬이 시스젠더(생물학적인 성별과 젠더가 일치하는 사람) 여성의 몸뿐만 아니라 전환 중인 여성의 몸에도 어떤 영향을 미치는지 알아야 한다.

해결해야 할 의문은 많다. 예를 들어, 약을 처방할 때 타고난 생물학적 성별과 새로 얻은 성별(성전환을 보조하거나 유지하기 위해 사용 중인 호르몬도 포함) 중 무엇을 기준으로 해야 하는가? 음경과 고환을 제거하고 에스트로겐과 항남성호르몬을 사용하는 사람에게 남성 염색체를 기준으로 남성의 투여량에 맞춰 약을 처방해야 하는가? 이 트랜스젠더 여성의 몸에서 의약품의 대사를 담당하는 간과 콩팥은 여전히 XY 염색체를 지닌 세포들로 이루어져 있는데, 에스트로겐이 이 세포들에 어떤 영향을 미치는가?

지금까지의 연구는 이 거대한 회색 지대를 아직 전혀 따라잡지 못했다. 사실 많은 의료인들은 "지금 어떤 생식기를 갖고 있습니까?"라거나 "성전환이 얼마나 진행됐습니까?" 같은 간단한 질문을 던지지 못한다. 심지어 "어떤 호르몬을 얼마나 사용하고 있습니까?"라고 질문하지도 않는다.

체외 호르몬이 성전환에 어떤 영향을 미치는지 온전히 이해하려면 훨씬 더 많은 연구가 필요하다. 그러나 우리가 분명히 아는 사실 하나는, 체외 호르몬으로 인해 그들이 타고난 성별의 질병 패턴뿐만 아니라 새로운 성별의 질병 패턴에도 취약해진다는 점이다.

트랜스젠더 여성(남성으로 태어났으나 여성으로 전환 중이거나 전환한 사람)은 여성 특유의 관상동맥질환 패턴을 보일 가능성이 높다.[9] 많은 트랜스젠더 여성은 에스트로겐 같은 '여성' 호르몬뿐만 아니라 스피로노락톤(테스토스테론 같은 남성호르몬을 억제한다)도 사용한다. 그 결과는 심부정맥혈전증, 폐색전증, 혈전 장애 위험 증가다. 경구피임제를 복용하는 케이티 같은 시스젠더 여성과 비슷한 부분이다. 따라서 혈전 장애가 있거나, 담배를 피우거나, 비만하거나, 그 밖에 관상동맥질환 및 미세혈관 질환의 위험인자를 지닌 사람들은 성전환을 위해 처방되는 약의 잠재적인 부작용과 이득을 비교해 보고, 꼭 필요한 호르몬을 최저 용량으로 사용하는 방법에 대해 의사와 상담해야 한다. 트랜스젠더 여성은 또한 심장무수축(심전도상의 평평한 선)과 심실빈맥(4장 참조)의 위험이 증가하며, 심실세동처럼 남성에게 주로 나타나는 심장 이상은 줄어드는 경향이 있다.

여기서 의문이 생긴다. 질병 패턴에 영향을 미치는 것은 염색체인가, 호르몬인가?

상황을 뒤집어보면, 트랜스젠더 남성(여성으로 태어났으나 남성으로 전환 중이거나 전환한 사람)은 체외 테스토스테론을 사용하기 시작하면서 남성 특유의 질병 위험이 높아진다. 합병증으로는 고혈압, 콜레스테롤 증가, 당뇨병 등이 생길 수 있다. 공격성이나 신경질적인 행동 등 정신적이고 감정적인 부작용도 있다. 젊고 건강한 사람이라면 이런 잠재적인 부작용의 영향을 받지 않을 수도 있다. 그러나 이미 고혈압, 고콜레스테롤, 중성지방 증가, 순환계 질환 등에 시달리는 사람이라면, 테스토스테론이 어떤 영향을 미칠지 반드시 알아두어야 한다.

연구에 따르면, 트랜스젠더 남성은 체외 테스토스테론을 사용하면서 기분과 뇌 기능 면에서 여러 가지 변화를 겪는다. 뇌 스캔을 해보면, 측두 두정 접합(자신의 몸을 인식하는 기능과 관련)과 뇌의 다른 영역이 더 밀접하게 연결된 것으로 나타난다. 이 변화는 '응전 또는 도망' 중 하나를 선택하는 반응을 강화한다.[10] 공격성 증가나 신경질적인 행동 등 기분 변화도 관찰된다. 전체적인 뇌의 부피도 증가한다. 특히 호르몬 분비를 감시하는 시상하부가 커진다.[11] 따라서 강박장애, 불안증, 호르몬 불균형 이력, 기분장애가 있는 사람은 테스토스테론을 사용할 때 주의를 기울여야 한다. 호르몬의 효과를 개선하기 위해 기존의 약을 조정해야 할 수도 있다.

의사들이 트랜스젠더를 진료할 때는 이런 위험에 각별히 주의를 기울이는 것이 좋다. 트랜스젠더의 뇌와 몸에 호르몬이 미치는 영향에 대한 연구들이 점차 나오고 있지만, 체외 호르몬에 몸을 처음 적응시킬 때는 예상 밖의 문제가 생길 수 있다. 호르몬을 통한 성전환은 일반적으로 안전하다고 여겨진다. 대부분의 경우에는 호르몬의 이득이 위험을 크게 앞서기도 한다. 그러나 호르몬을 사용할 때는 항상 의사의 지시에 따라야 한다.

현실에서는 이런 주의점이 지켜지지 않을 때도 있다는 점이 안타깝다. 의료계의 환경이 트랜스젠더에게 점점 우호적으로 바뀌고 있다고는 해도, 가족이나 주변 사람의 지지를 얻지 못한 트랜스젠더들은 지금도 인터넷으로 호르몬 '키트'를 구해 혼자 성전환을 시도할 때가 많다. 이런 약 중에는 비양심적인 판매자가 변형시키거나 희석한 것도 있고, 사용자 본인의 상태와 체질에 맞지 않는 브랜드·용량·조합인 것도 있다. 주변 사람들의 도움, 보험, 돈 등 필요한 자원이 없는 사람들이 의사의 도움 없이 혼자서 성전환을 시도하는 방법밖에 없다고 느끼는 것은 이해할 수 있는 일이다. 그런 성전환이 아무리 위험하다 해도, 그들이 경험하는 우울감, 자해, 자살 충동을 견디기가 힘들기 때문이다. 그러나 의사로서 나는 성전환 과정을 통틀어서 미처 예상치 못한 합병증이 나타날 위험성이 그렇지 않아도 큰데 의사의 도움도 없이 그런 조치를 시도한다면 위험이 기하급수적으로 증가한다는 점을 몇 번이고 반복해서 말할 수밖에 없다.

성전환에 대한 두려움을 심어주거나, 자신의 성을 찾아가려는 사람들을 말리려고 하는 말이 아니다. 오히려 그 반대다. 체외 호르몬이 야기하는 변화와 효과를 미리 알아두고 감시를 게을리 하지 않는 것이 무척 중요하다. 또한 성별을 바꿔주는 호르몬을 장기적으로 사용했을 때 어떤 일이 벌어지는지에 대해 우리가 가진 정보가 너무 적기 때문에, 문제가 발생하는 즉시 알아차리고 최대한 위험을 줄이기 위해 믿을 수 있는 의료인과 장기적으로 긴밀하게 협력하는 것이 중요하다.

트랜스젠더가 그 어떤 인구 집단보다도 은근한 편견에 시달릴 가능성이 높다는 점도 잘 알아두어야 한다. 따라서 성전환을 고려 중인 사람이든, 현재 성전환이 진행 중인 사람이든, 이미 성전환이 끝난 사람이든 모두 편안하고 안정된 환경에서 상담할 수 있는 병원과 시설을 찾아두는 것이 대단히 중요하다. 이 책에서 보았듯이, 의사도 올바른 진료를 위해서는 올바른 정보를 알고 있어야 한다. 따라서 타고난 성별, 젠더 정체성, 현재 사용 중인 호르몬제와 사용량, (수술을 받았을 경우) 아직 남아 있는 생식기에 대한 상세한 정보를 의료진에게 제공할 필요가 있다. 응급실을 방문하는 경우도 여기에 포함된다. 예를 들어, 자궁과 난소가 아직 남아 있는 트랜스젠더 남성이라면, 난소 낭종이나 자궁근종 등의 위험이 아직 남아 있다. 따라서 복통으로 병원을 찾을 때 의료진에게 이 사실을 알려야 의료진이 더 정확한 진단을 내릴 수 있다. 어떤 상황에서는 의료진에게 벗은 몸을 보여야 할 수도 있으므로, 어디서 누구에게 진료를 받고 싶은지 미리 밝히고 의료진과 신뢰를 쌓기 위해 노력하는 것이 중요하다. 어떤 이유로든 다른 환자들에 비해 불평등한 대우를 받고 있다는 느낌이 든다면 다른 의사나 시설을 찾아가면 된다.

트랜스젠더(와 LGBTQ)에 우호적인 의료진이라면 GLMA에서 도움을 얻을 수 있다. GLMA는 게이 레즈비언 의학 협회Gay and Lesbian Medical Association의 약어인데, 지금은 LGBTQ 평등을 옹호하는 의료인 네트워크로 이름이 바뀌었다. 이곳에는 의사들을 위한 자료는 물론, 많은 의료인들의 온라인 주소록도 갖춰져 있다.

이렇게 해보자

여성의 몸은 대단히 복잡하기 때문에, 거기에 체외 호르몬을 더하면 흔한 증상을 완화하는 효과뿐만 아니라 때로는 대단히 위험한 합병증과 부작용이 생길 수도 있다.

피임, 갱년기증상, 다른 약의 보조 효과, 성전환 등 용도를 막론하고 체외 호르몬을 사용하는 사람은 의료진에게 지속적으로 그 사실을 알려야 혹시 나타날 수도 있는 부작용을 감시하고 사용량을 최저한도로 조절할 수 있다. 부작용이 나타난다면, 호르몬제의 브랜드, 사용량, 조합을 바꾸는 방법이 효과적일 수 있다. 다른 처방약이 추가되거나 기존에 사용하던 약을 끊는 경우에도 호르몬제의 용량을 조절해야 하는지 살펴보아야 한다.

체외 호르몬을 사용할 때의 득과 실을 비교하는 것도 중요하다. 예를 들어 폐경으로부터 10년 넘게 지난 여성이 골 감소 예방을 위해 호르몬대체요법을 사용한다면, 심장병, 치매, 유방암의 위험이 이득보다 더 높을 수 있다. 경구피임약을 복용하는 사람이 담배를 피우거나, 비만하거나, 혈전 문제가 있거나, 장시간 비행을 자주 한다면 다른 피임방법에 대해 의사와 상담해 보는 것이 유용할 수 있다.

호르몬제로 인한 부작용을 그냥 참고 살아야 한다고 생각하면 안 된다! 용량 변화든 다른 복제약이든 다른 조합이든 더 좋은 방법이 있을 수 있다. 때로는 의사와 솔직하게 상담하는 것만으로 미처 예상치 못한 해결책이 나오기도 한다.

핵심 요약

- 피임, 호르몬 대체, 성전환 등 여러 가지 이유로 매일 체외 호르몬을 사용하는 여성들이 있다. 자궁내 장치, 피부에 붙이거나 삽입하는 피임 도구에도 호르몬이 사용된다.

- 시스젠더 여성이든 트랜스젠더 여성이든 피임, 호르몬대체요법 등 다양한 이유로 체외 호르몬을 사용하면 심부정맥혈전증, 폐색전증, 혈전 장애, 뇌졸중의 위험이 커질 수 있다. 담배를 피우거나, 비만하거나, 폐질환이 있거나 순환계 질환이 있는 경우에는 위험이 더 크다.

- 호르몬대체요법이 많은 발전을 거쳐 여러 분야에서 효과적으로 사용되고 있지만, 위험 요소는 지금도 존재한다. 여성들이 이 위험을 알고 있어야만 합병증의 가능성을 염두에 두고 적절한 결정을 내릴 수 있다.

- 트랜스젠더는 성전환을 위해 체외 호르몬을 사용하는 경우가 많다. 그러나 생물학적 성과 관련된 특정 질환, 특히 순환계와 심장 질환의 위험은 그대로 존재하며, 뇌의 활동 패턴과 기분도 바뀔 수 있다.

- 체외 호르몬을 사용하는 방식이나 이유와 상관없이, 믿을 만한 의료인과 솔직하게 대화를 나누는 것이 중요하다. 그래야 부작용과 위험을 최소화하고, 환자의 상태에 맞춰 그때그때 호르몬 사용량을 조절할 수 있다.

- 특정 약물에 반응하거나 체외 호르몬의 부작용이 나타나더라도 그냥 참고 살아야 한다고 생각하면 안 된다! 의사에게 다른 조합이나 다른 종류의 약이나 다른 복제약을 처방해 달라고 요청하면 된다. 그렇게 해서 더 좋은 방법을 찾아낼 가능성이 높다.

8장

새로운 인식

젠더, 문화, 정체성 의학

최근 우리 응급실에서 슬프고 충격적인 일이 있었다.

일가족이 미니 승합차를 타고 가다가 심한 자동차 사고를 당했는데, 어린 자녀 세 명이 다쳤고 어른 한 명은 내출혈로 응급수술을 받아야 했다. 그리고 조수석에 앉았던 할머니는 목숨이 위험할 만큼 중상이었다.

갈비뼈나 폐의 부상, 과다 출혈, 찔린 상처 때문에 일반적인 심폐소생술이 불가능한 경우 의료진이 소생 개흉술을 시행할 때가 있다. 환자의 흉강을 열고 갈비뼈를 벌린 다음, 심장을 직접

마사지해서 심장박동을 유지하며 내출혈 부위를 찾고 기타 필요한 조치를 취하는 방법이다.

개흉술은 극단적인 조치라서, 다른 방법으로는 환자가 살아날 가능성이 없을 때만 시행하는 최후의 수단이다. 둔상 사례의 약 1퍼센트에만 효과가 있지만, 다른 방법이 전혀 없는 상황에서 이 방법 덕분에 환자가 거의 기적적으로 살아난 사례를 내가 직접 몇 번 본 적이 있다.

안타깝게도 그날의 할머니는 그런 기적적인 사례가 아니어서 결국 부상에 무릎을 꿇었다. 우리 모두에게 가슴 아픈 일이었다. 특히 그날 당직이던 레지던트는 이런 다발성 외상 사례를 강의실에서만 배웠을 뿐 실제로 접한 것은 처음이라 많이 힘들어했다.

그 레지던트는 할머니의 가족들이 모였을 때, 또 하나의 첫 경험을 했다. 죽음에 대해 자신이 갖고 있는 생각과는 다른 문화적 믿음을 접한 것이다. 그는 가톨릭 집안에서 자랐고, 사망자의 가족은 무슬림이었다. 일부 보수적인 무슬림 집안에서는 사망 이후 남녀의 역할이 분리되어 있다.

응급실에서 환자가 사망했을 때, 우리는 시신을 최대한 깨끗이 닦은 다음 가족들과 친구들이 모여서 작별 인사를 할 수 있게 지정된 방으로 옮긴다. 그런데 레지던트가 가족들에게 조의를 표하기 위해 그 방에 들어가려 했더니, 가족들이 상냥하지만 단호하게 그를 막았다. 가족들의 신앙에 따라, 돌아가신 할머니의 시신에는 오로지 여자만 가까이 다가갈 수 있기 때문이었다.

유대교 관습과 마찬가지로, 죽음을 둘러싼 무슬림 관습에서는 시신을 최대한 빨리 매장하는 것이 중요하다. 또한 시신이 전체론적인 순환의 일부로서 흙으로 돌아갈 수 있게 관 없이 매장하는 것이 전통이다.[1] 이 관습을 지키려면, 아침까지 기다리지 말고 한밤중에 당장 검시관을 불러서 검시를 진행해야 했다. 게다가 가족들은 오로지 여자만 할머니의 시신에 손을 댔으면 하니 여성 검시관을 불러달라고 요청했다. (다행히 그날 긴급 호출이 가능한 검시관이 여성이었다.)

응급 상황에 대처하는 의료진에게 일부 가족들의 요청이나 종교적 전통이 낯설게 느껴질 수 있다. '일반적인' 절차와는 어긋나는 것으로 보일 수도 있다. 의료진이 이런 점에 대비가 되어 있지 않다면, 그것이 마찰과 오해의 원인이 된다.

그날 당직이던 레지던트는 나중에 이 문제에 대해 나와 이야기를 나눴다.

"우리가 가족들의 요구를 들어줄 수 있어서 다행입니다. 그 사람들이 저더러 방에 들어오지 말라고 했을 때는 놀랐지만, 이제는 이해해요. 그런 상황의 대처법을 미리 알았더라면 좋았을 텐데 하는 생각뿐입니다. 만약 그날 호출된 검시관이 남성이거나 그날 우리 근무조에 여자 의사가 없었다면 어쩔 뻔했어요?"

"그런 건 정말 중요한 문제야." 내가 대답했다. "우리가 모든 문제의 답을 알 수도 없는 노릇이고. 솔직히 우리가 무엇을 모르는지 알아두는 것이 우리에게는 최선이지."

아직 '규정집'이 존재하지 않는 사례에서 대부분 그렇듯이, 모든 정보를 고려해서 그 순간에 최선이라고 생각되는 해결책을 내놓는 것이 우리 의료인의 임무다. 내가 방금 설명한 것과 같은 상황에는 다양한 사회적, 문화적, 개인적 취향과 감정이 작용한다. 나는 항상 정답을 내놓는 것보다는 환자와 가족들에게 주의를 기울이는 것이 더 중요하다는 점을 내 휘하의 레지던트들에게 한층 강조해서 가르치는 것이 내 책임인 것 같다는 생각이 든다.

그러나 그런 상황이야말로 우리 의료 시스템에 내재한 편견이 드러나는 기회이기도 하다. 사람이 사망했을 때 우리가 시행하는 절차는 현대 그리스도교 모델과 긴밀히 연결되어 있다. 시신을 냉동했다가 방부처리를 하고, 관에 넣어 매장하거나 화장하는 절차를 말한다. 검진 절차는 서구 백인의 의례와 정숙함에 관한 기준에 맞춰 설계되어 있다. 또한 이 책에서 줄곧 살펴본 것처럼, 우리 의료 시스템 전체는 남성의 신체와 남성의 질병 패턴, 특히 백인 남성의 신체와 백인 남성의 질병 패턴에 맞춰져 있다. 이래서야 불평등이 생길 수밖에 없다.

오래전부터 모든 연구, 절차 설계, 교육에서 백인 남성의 신체를 거의 배타적인 기준으로 삼는 의료 모델과 체계는 편견에 물들게 되어 있다. 이런 결과를 피할 길이 없다. 오늘날에도 대다수의 의사와 연구자가 백인이라는 사실 또한 이런 상황을 영속화한다. 최근의 한 연구에 따르면, 환자를 직접 돌보는 의사와 1차 병원의 의사 중 약 72퍼센트가 백인이며, 전공과에 따라 이 수치는 아주 조금만 차이가 날 뿐이다.[2]

의사와 간호사에서 의료기기를 다루는 기사와 행정 직원에 이르기까지 의료계에서 일하는 모든 사람은 자기만의 문화적, 인종적, 종교적 경험과 생각을 갖고 있다. 그러나 내가 보기에는 의료업계 자체가 큰 문제인 것 같다. 이곳에는 여러 시스템과 정보가 미로처럼 얽혀 있으나, 사실은 한쪽으로 기울어진 탑과 비슷하다. 기초가 되는 모든 절차들이 남성 중심 모델을 기반으로 삼고 있기 때문이다. 우리가 의도하지는 않았으나, 연구, 직원 구성, 환자를 돌보는 과정 등 모든 면에서 성별, 젠더, 인종 불평등이 마치 성문화된 법전처럼 자리를 잡았다. 수십 년 전 이런 체계를 만들 때 다양성이 고려되지 않은 탓이다. 병원에서 환자가 사망했을 때의 절차처럼 일부 핵심 절차들은 1980년대의 것과 똑같은 모델을 바탕으로 진행된다.

내 경험상 의료계에서 일하는 사람들은 대부분 인종이나 문화에 상관없이 환자를 진심으로 생각하는 반면, 의료 시스템은 안타깝게도 개인이 무의식적으로 갖고 있는 편견을 증폭하는 플랫폼 역할을 한다. 백인 남성이라는 기준에 너무나 심하게 기울어져 있기 때문이다.

앞에서 언급한 레지던트의 질문으로 나는 문화, 인종, 젠더와 관련된 절차가 부족하다는 사실을 진심으로 절감했다. 우리가 편견 없이 환자들 각자의 상황에 섬세하게 반응하는 진료 방식을 교육하지 않는 한, 의도하지 않은 갈등과 오해가 계속 발생할 것이다.

응급실에서는 특히 스트레스가 심한 상황에서 필요한 부분을 하나라도 빠뜨리지 않았는지 확인하기 위해 수백 가지의 내부 절차를 시행한다. 이런 절차가 종교나 문화와 충돌하는 경우, 환자 및 환자 가족을 어떻게 상대할지는 담당 의료진에게 달렸다. 대부분의 의료인은 기꺼이 그들의 상황을 고려해 주겠지만, 지난 세월 동안 전국의 병원에서 의료진이 비교적 배려가 부족한 행동을 보인 사례들을 나는 알고 있다. 안타까운 것은 우리 시스템이 그들의 행동을 뒷받침했다는 점이다. 서류상으로는 그들이 '그저 규칙을 따랐을 뿐'이기 때문이다.

유색인종과 의료

인종, 민족, 문화 정체감을 건드리지 않고는 성차의학에 대해 말할 수 없다. 하지만 먼저 알아두어야 할 중요한 사실이 있다. 성별과 유전적 특징은 생물학적 요인이지만, 인종은 젠더와 마찬가지로 사회적인 개념이라는 점이다.[3]

이 책에서 내내 살펴보았듯이, 의료계 전체에서 여성은 연구 부족, 부적절한 치료, 정확하지 않은 진단에 시달리고 있다. 그러나 여성들 중에서도 특히 더 연구가 부족해서 여러 핵심 분야에서 반복적으로 치료 효과가 낮은 집단이 있다.

예를 들어, 흑인, 라틴계, 무슬림, 아메리카 원주민 여성들의 사망률과 치료 결과를 백인 여성들의 것과 비교하면 통계적으로 엄청난 차이가 드러난다. 로버트 우드 존슨 재단은 라틴계 사람들이 보건 분야에서 백인에 비해 30~40퍼센트 낮은 효과를 경험한다고 추정했다.[4] 백인 여성에 비해 흑인 여성이 출산 중에 사망할 가능성은 서너 배 높고,[5] 유방암으로 사망할 가능성은 50퍼센트 높으며, 심장발작이나 관상동맥질환의 증상으로 병원을 찾았을 때 치료를 받을 가능성은 50퍼센트 낮다.[6] 또한 심장병으로 사망할 가능성도 30퍼센트 높다. 그러나 이런 통계는 빙산의 일각에 불과하다. 전체적으로 유색인종 여성은 백인 여성에 비해 모든 상황에서 적절한 치료를 받을 가능성이 일관되게 낮게 나타난다. 특히 통증과 특정할 수 없는 증상일 경우 더욱 그렇다. 그러나 앞에서 살펴보았듯이, 이런 증상은 여성의 심장발작과 뇌졸중을 알리는 전조 증상이거나 자가면역질환 및 통증장애에 동반되는 증상일 때가 많다.

이런 현상이 벌어지는 원인 중 하나는 세대에서 세대로 이어지는 무의식적인 편견이다. 의료인들은 유색인종 여성의 성격, 행동, 의사소통 방식에 대해 편견을 갖고 있다. 흑인들의 '피부가 더 두꺼워서' 통증을 덜 느낀다는 믿음이 널리 퍼져 있는 것이 한 예다. 최근의 한 연구에 따르면, 의대 1학년생 중에서 인종에 관한 여러 문화적 허상과 더불어 이런 잘못된 인식을 믿고 행동에 반영하는 사람의 비율이 최대 40퍼센트나 된다.[7] (다행히 이 학생들이 레지던트가 될 무렵이면, 이 비율이 절반 이상 줄어든다. 그러나 비율이 0이 되지는 않는다.) 캄보디아 여성들은 보통 금욕적이라고 여겨진다. 이 여성들이 치료를 받겠다고 병원을 찾을 정도면 정말로 심각한 문제가 있다는 뜻이므로 우리가 온갖 노력을 기울여야 한다는 집단적인 인식이 있다는 뜻이다. 반면 중앙아메리카와 남아메리카 출신 여성들은 극적인 과장에 능하다고 여겨진다. (6장에서 말한 '스테이터스 히스패니쿠스'를 기억하는가?)

분명히 밝혀둘 것이 하나 있다. 나는 의료계에서 성차와 관련된 인종, 문화, 정체성 문제를 연구하지만 의료계의 인종 문제에 대한 전문가는 아니다. 내가 중점을 두는 분야는 생물학적 성과 직접적으로 연결된 사회적 건강 결정요인과 생물학이다. 따라서 젠더 및 인종과 관련된 문제의 근본 원인과 문화적 기원에 대해서는 권위 있는 목소리를 낼 수 없다. 이런 문제들이 의료계 전체에서 대인 관계에 구체적으로 어떤 작용을 하는지, 사회경제적 요인이나 지리적 요인 등이 치료의 불평등에 어떤 영향을 미치는지에 대해서도 마찬가지다. 그러나 편견의 출처, 의료인 각자가 그 편견을 대하는 자세 등과 상관없이 남성 중심적인 우리 시스템이 다른 집단에 비해 유색인종 여성에게 유독 부족한 서비스를 제공한다는 말은 자신 있게 할 수 있다.

이런 현상이 발생하는 데에는 많은 이유가 있는데, 그중 많은 것이 질 좋은 의료서비스에 대한 접근권과 관련되어 있다. 브루킹스에서 발표한 논문은 다음과 같이 지적했다. "아프리카계 미국인은 진료 기관에서 가장 훈련이 덜 된 기술자와 가장 경험이 적은 임상의에 의해 기술자원을 가장 적게 사용하는 치료를 받는 비율이 유독 높다." 전체적으로 봤을 때, 라틴계 여성과 흑인 여성은 암 같은 질병을 조기에 발견할 수 있는 검사와 일반적인 치료를 잘 받지 못한다. 그들이 살고 있는 곳에 대체로 적절한 시설이 없는 것이 그 이유 중 하나다.

그러나 이런 접근권 문제만으로는 유색인종 여성들에게 나타나는 치료 결과의 차이를 모두 설명할 수 없다.

내가 3장에서 설명했듯이, 임상 연구와 의약품 개발 과정에서 실시되는 핵심 연구에 여성들은 소수만 포함될 때가 많다. 유색인종 여성들은 말할 것도 없다. 따라서 우리가 임상적인 결정을 내릴 때 바탕으로 삼을 수 있는 정보가 거의 없다. 약물동태학적 반응과 질병의 발전 과정 같은 핵심적인 과정에 인종별 유전적 특징이 어떤 역할을 하는지 전혀 모른다는 뜻이다. 의료계에서 지극히 흔하게 시행되는 치료법 중 일부가 유색인종 여성에게는 효과가 떨어지는 이유를 이해하려면 더 많은 정보가 필요하다. 또한 여성 전체에 대해 필요한 정보를 검토하고 더욱 앞으로 나아가는 데에도 그런 정보가 필요하다.

유색인종 여성들의 진료 방식에 영향을 미치는 중요한 요인을 하나 더 말하라면, 나는 의사소통을 꼽는다. 실제로 언어장벽이 있는 경우를 제외하더라도, 유색인종 여성들은 의료진이 자신의 말에 귀를 기울이거나 제대로 이해해 주는 것 같지 않다는 느낌을 자주 받는다. 이것은 의료진 각자가 은연중에 편견을 품고 있는지 여부와는 상관없이 일어나는 현상이다. 물론 의료진이 편견을 갖고 있다면 문제가 더 증폭되기는 한다.

6장에서 살펴본 것처럼 '증폭 효과'는 여성과 의료진 사이의 다양한 상황에서 나타난다. 특히 통증이 관련된 경우가 그렇다. 여기에 인종적인 편견까지 작용하는 유색인종 여성에게는 이 요인이 더욱 큰 역할을 한다.

의료진이 머리에 박힌 견해와 선입견 때문에 엇갈리는 태도를 보이거나 심지어 적대적인 태도까지 보인다는 인상을 받는 순간부터 여성들은 자신의 뜻을 전달하려고 애쓰지 않게 되고, 이로 인해 진료에 더욱더 차질이 빚어진다. 여러 연구 결과들은 흑인 여성과 라틴계 여성이 의사를 잘 찾지 않는 것은 의료진이 자기 말을 들어주지 않을 것이라는 걱정 또는 무심하거나 편견이 있는 의료진이 오히려 상황을 더 위험하게 만들 것이라는 두려움 때문임을 보여준다. 언론보도에는 이런 두려움이 정당한 것임을 강조해 주는 끔찍한 이야기들이 많이 나온다.

이른바 '고정관념 위협' 때문에 의사소통 문제가 더 복잡해질 수 있음을 보여주는 연구도 있다.[8] 고정관념 위협이란, 사람이 자신의 문화적 정체성 때문에 부정적인 고정관념의 대상이 되었음을 느끼고 자신의 행동이 그 고정관념을 더 강화할까 봐 걱정할 때의 파괴적인 심리 상태를 말한다. 이때 편견을 바탕으로 한 판단이나 편견의 강화를 피하려고 노력하는 사람은 기본적으로 '달걀 껍질 위를 걷는 것' 같은 기분이 든다. 그리고 이것이 그들의 인지능력과 의사소통 솜씨에 부정적인 영향을 미친다. 이 현상은 백인 어린이와 소수집단 어린이 사이의 성적 차이에 영향을 미치는 것으로 밝혀졌으며, 환자와 의료진 사이에도 작용한다. 유색인종 여성은 의료진의 편견을 피하기 위해 행동을 조심하면서 동시에 증상을 설명하기가 힘든 것은 자신의 잘못이 아님을 반드시 알아야 한다. 그런 상황에서 그들에게 작용하는 것이 바로 고정관념 위협이다.

다양성이 답이다

흑인, 라틴계, 아시아계 동료, 친구, 환자에게서 자주 듣는 말이 있다. 우리 의료 시스템의 편견이 난공불락처럼 느껴질 때가 많다는 것. 그러나 의료계의 다양성과 포용성에 대한 새로운 연구 결과들은 현재의 남성 중심적인 시스템 안에서도 많은 문제들을 완화할 수 있을 것이라는 희망을 제공해 준다.[9]

우리가 가장 먼저 해야 하는 일은 당연히 우리 자신의 인식을 점검하는 것이다. 의료진이 유색인종 여성의 치료에 관한 결정을 내릴 때 바탕으로 삼은 것이 때로는 무의식적인 편견이나 잘못된 정보일 수 있다. 모든 종류의 상호작용에 이런 편견이 작용하는데, 우리가 개인적으로도 집단적으로도 편견의 작용을 알아차리지 못한다면 여성들이 받는 치료에 편견이 계속 부정적인 영향을 미칠 것이다.

나는 함께 일하는 레지던트와 의사에게 여성 전체, 또는 구체적으로 유색인종 여성에 대한 편견이 어떤 경우에 작동하는 것 같으냐는 질문을 옛날부터 던지고 있다. 내 동료 한 명은 무의식적인 편견의 임상적인 예를 보여주는 간단한 이야기를 내게 들려주었다.

내가 "응급실에서 어떤 경우에 편견이 작동하는 것 같아?" 하고 묻자, 그녀는 즉시 이렇게 대답했다. "만성 복통이 가장 먼저 떠오르네."

여성은 이유를 알 수 없는 만성 복통에 시달리는 경우가 많다. 따라서 여성 환자가 이런 문제로 내원하면, 의료진은 광범위한 검사를 잘 지시하려 하지 않는다. "검사를 하면 확실한 진단이 나올 것이라는 생각이 별로 없어." 동료가 말했다.

어쩌면 운명이 작용했는지, 마침 그날 밤 늦게 만성 복통을 호소하는 환자가 응급실에 들어왔다. 동료는 진찰을 끝낸 뒤 나를 찾아왔다. "아까 네가 한 질문을 하루 종일 생각해 봤는데, 이 환자한테 신장결석 병력이 있거든. 그래서 초음파검사를 지시했어. 그런데 그러고 나서 생각해 보니, 만약 이 환자가 남자였다면 CT 스캔을 지시했겠구나 싶더라고."

"왜 그런 소리를 하는 거야?" 내가 물었다.

동료는 고개를 저었다. "내가 이렇게 스스로 편견을 인정하다니, 믿을 수가 없어! 하지만 정말로 멈칫했다니까. 검사해 봤자 아무것도 아닌 일로 나올 것이라고 지레짐작하고서, 가장 덜 공격적인 검사를 지시한 거야. 우선 그거나 해보자, 하면서."

물론 여기에는 임상적인 고려도 작용하고 있다. CT 검사 중에는 상당량의 방사선이 나오기 때문에, 이 검사를 지시할 때는 현명한 판단이 필요하다. 신장결석은 초음파에도 잡힐 때가 많으므로, 내 동료는 일차적으로 환자를 고려했다고 할 수 있다. 그래도 만약 환자가 남자였다면 진단을 위해 다른 경로를 택했을 지도 모른다는 사실은 변하지 않는다.

만약 우리가 의대를 졸업할 때 하는 히포크라테스 선서를 진심으로 지킨다면, 개인의 편견과 집단적 편견이 우리의 일상에서 고개를 든다는 사실을 반드시 인식해야 한다. 히포크라테스 선서의 한 번역본은 다음과 같다. "나는 나와 같은 모든 인간들, 환자들뿐만 아니라 몸과 마음이 건강한 사람들에게도 특별한 의무를 지닌 집단의 일원임을 기억하겠습니다."[10]

치료의 평등을 위해 우리가 두 번째로 할 수 있는 일은, 모든 사람이 의료계에 진입할 기회를 얻을 수 있게 해주는 것이다. 앞에서 말했듯이, 미국의 의사들은 대부분 백인 남성이다.[11] (영국과 유럽에서는 여성 의사의 비율이 미국보다 높지만, 여전히 백인 의사가 압도적인 비중을 차지한다.)[12] 일부 전공과(예를 들어 생식기 건강)에서는 여성이 남성을 따라잡고 있고, 의대 졸업생 중 유색인종의 비율도 점점 높아지고 있지만, 의료계의 다양성은 아직 미국의 실제 인구 구성과 거리가 멀다.

환자와 의료진의 성별과 인종이 일치하면 진료의 질도 높아진다는 사실이 이미 관찰되었다. 최근 캘리포니아주 오클랜드에서 실시된 연구도 이 점을 증명했다.[13] 연구자들은 도시 전역의 이발소에서 1,300명이 넘는 흑인 남자들을 모집했다(그들은 누구나 이발을 할 수밖에 없으니, 연령, 건강, 소득 수준이 다양한 사람들을 연구 대상으로 선택할 수 있을 것이라고 보았다). 그리고 흑인 의사 여섯 명과 흑인이 아닌 의사 여덟 명으로 구성된 치료소를 만들어 이 연구 참가자들을 진료하게 했다. 진료가 끝난 뒤 환자들은 설문지를 작성했으며, 예방적 치료를 위해 다시 치료소에 온다면 인센티브를 준다는 말을 들었다. 이 연구 결과는 분명했다. 처음에 환자들은 의사의 피부색과 상관없이 똑같은 횟수의 예방적인 치료를 선택했지만, 시간이 흐르면서 흑인 의사의 진료를 받는 참가자들만이 처음에 예정했던 것보다 더 많은 예방적 치료를 이용했다. 특히 처음에 의료 시스템에 대한 불신을 드러낸 사람들에게서 이 효과가 가장 두드러지게 나타났다.

이런 연구 결과는 사람들이 의료진을 믿고 편안하게 의사소통을 할 수 있을 때 질병 발생 위험을 줄여주는 예방적 치료에 참여해 장기적으로 좋은 결과를 끌어낼 가능성이 높아진다는 점을 분명히 보여준다.

그러나 의료진과 환자의 인종이 일치할 때 치료 효과가 좋다는 증거가 있다 하더라도, 굳이 의료진의 인종에 맞춰 환자를 배치하자고 주장할 생각은 없다. 소수집단 환자들이나 평소 치료를 제대로 받지 못하는 사람들에게 더 많은 유색인종 의사를 배치하자고 주장하지도 않을 것이다. 그보다는 모든 시설에 더 다양한 의료진을 배치해서 '집단지성'이라는 요소를 작동시키자고 주장하고 싶다.

의사가 다양한 성별, 인종, 민족의 동료들과 함께 일할 때 모든 환자들(유색인종과 여성도 포함)이 받는 진료의 질이 향상된다는 연구 결과가 여러 건 있다.[14] 플로리다에서 대규모로 시행된 장기 연구에서는 여성 심장발작 환자가 남성 의사에게 치료받으면 여성 의사에게 치료받을 때에 비해 결과가 확연히 좋지 않은 것으로 드러났다. 그러나 (1) 남성 의사가 여성 환자를 치료한 경험이 풍부하고 (2) 남성 의사에게 많은 여성 동료가 있을 때는 치료 결과가 눈에 띄게 향상되었다.[15] 일터에서 여성들과 긴밀한 협조 관계를 유지하는 남성 의사들은 기본적으로 여성 환자를 치료하는 솜씨도 좋다.

이런 효과가 모든 인종에서 나타난다는 사실을 증명하는 연구들도 있다. 다양한 사람들이 일하는 병원에서 의사들이 문화적인 지식을 갖고 있고, 의사소통 솜씨도 좋다면(다양한 사람들이 일하는 직장 환경이 의사소통 솜씨를 향상시킨다), 특히 흑인 환자들이 더 나은 치료를 받게 된다는 결과가 일관되게 나타난다.[16] 신뢰와 일관성 또한 핵심적인 요소다. 2008년 조지 워싱턴 대학의 연구 팀이 「미국 보건의료의 인종 및 민족 차이: 차트북」에서 증명한 사실이다.[17] 이 보고서의 저자들은 유색인종 환자가 정기적으로 의료진을 만나서 의견을 주고받으며 신뢰를 쌓을 수 있는 곳('의학적인 집')이 있으면, "모든 집단에서 필요한 치료를 받는 환자의 비율이 증가하고, 인종이나 민족에 따른 차이는 거의 제거된다"고 지적했다.

의료 기관들은 직간접적으로 나타나는 편견 문제를 해결하고 격차를 줄이기 위한 조치를 시행하고 있다. 내 동료인 셰릴 L. 혜론 박사는 문화적 지식과 다양성만을 다룬 의학 교과서 『질 좋은 환자 진료에서 다양성과 포용성Diversity and Inclusion in Quality Patient Care』 편찬에 공동 저자로 참여했다.[18] 병원들, 특히 교육을 겸한 병원들은 모든 직원에게 이런 교육을 시킨다. 그러나 내가 보기에 최고의 해법은 환자들만큼이나 다양한 배경을 지닌 의사, 간호사, 직원이 일하는 환경을 만드는 것이다. 이런 곳에서는 모든 환자가 관심을 받고 목소리를 낼 수 있다.

내 동료 에스더 K. 추 박사는 최근 한 발표문에서 이 점을 간결하게 설명했다. "다양한 의사 집단이 다양한 환자 집단에 더 잘 맞는다고 말하는 편이 합리적이다."

이렇게 해보자

신앙이나 문화적 신념 때문에 직간접적으로 편견을 경험한 사람, 또는 유색인종 여성이라면 하고 싶은 말을 참거나 아예 병원에 가는 것을 피할 필요가 없다. 의료계에서 일하는 우리들도 변화를 만들어내려고 애쓰는 중이다. 이런 환자들이 의료계 내부에서 평등을 요구하는 사람들과 합류해서 목소리를 내고, 진료의 질을 높이기 위해 지금 당장 선택할 수 있는 방법이 몇 가지 있다.

그중에서 가장 강력한 방법은 환자 본인이 믿을 수 있는 의료진을 선택하는 것이다. 이를 위해서는 인근의 의사와 의료시설을 조사해 보아야 한다. 필요한 경우 의사를 직접 만나 이야기를 들어보는 것도 주저하면 안 된다! 대부분의 1차 병원 의사들은 '처음 만나서 인사를 나누는' 일정을 잡기 때문에, 거기서 환자가 의사에 대해 사실상 면접을 시행할 수 있다. 이때 의사의 말과 태도가 마음에 들지 않으면, 다른 사람을 찾으면 된다.

인근에서 선택할 수 있는 병원이 여러 군데 있다면, 그중에 직원들에게 문화적 지식과 다양성 및 포용성 교육을 시키는 병원, 다양한 의사와 간호사가 근무하는 병원, 다양한 환자들을 훌륭하게 돌본 기록이 있는 병원을 찾아본다. 응급 상황에서는 대개 의사를 마음대로 선택할 여유가 없겠지만, 집단지성이 작동하는 곳에서는 더 나은 치료를 받을 가능성이 높다.[19]

환자의 목숨이 위독한 상황이라서 죽음과 관련된 가족들의 관습이 존중받기를 원한다면, 병원에서 그 분야를 담당하는 사람을 찾아본다. 그런 직원이 있는 병원이라면 환자가 도착했을 때 종교가 무엇인지, 특정 상황에서 원하는 것이 있는지 물어볼 것이다. 이렇게 영적인 부분을 담당하는 직원은 병원 직원들을 상대로 환자 가족의 뜻을 대변하는 역할을 할 수도 있다.[20]

마지막으로, 구체적인 질병 또는 치료가 어려운 상황에 맞서야 하는 환자라면 해결책에 초점을 맞춘 지원 단체에 합류하는 것이 도움이 될 수 있다. 또한 다양한 연구 프로젝트에 참여해 기존의 논의에 자신의 목소리를 덧붙이는 방법을 찾아볼 수도 있다.

무엇보다 중요한 것은 자신의 느낌이 단순한 상상이 아님을 명심하는 것이다. 의료계에는 노골적인 편견과 암묵적인 편견이 모두 정말로 존재한다. 그러나 대부분의 의료인은 환자에게 진심으로 최선을 다하고 싶어 하는 것도 사실이다. 유색인종 여성이 다른 인종, 다른 성별의 의사에게서 훌륭한 치료를 받을 수도 있지만, 병원에서 치료를 받으면서 자신이 겪은 일과 편견에 대한 걱정, 자기만의 독특한 건강 문제 등에 대해 허심탄회하게 대화를 나누고 싶은 마음 또한 강렬할 것이다. 내가 이번 장에서 설명했듯이, 신뢰와 의사소통은 모든 인종, 모든 배경의 여성들이 최선의 치료를 받을 수 있게 해주는 가장 큰 요인이다.

암묵적인 편견이나 인종적 차이에 대해 의료진에게 가르치는 것은 궁극적으로 유색인종 여성들의 일이 아니다. 의료계에서 일하는 우리가 스스로를 가르치고, 편견을 인식하고, 다양한 환자들을 위해 더 나은 치료를 제공해야 한다. 그러나 의사 개개인과 의료계 전체가 이런 목표를 향해 나아가는 동안 열린 마음으로 계속 의사소통을 유지하는 것이 핵심적인 열쇠다.

환자 여러분의 목소리는 중요하다. 의료계는 그 목소리를 들어야 한다.

핵심 요약

- 의료계의 인종 편견은 의료인 개인과 시스템 전체에서 모두 나타난다. 개인 차원의 기존 편견 때문이기도 하고, 우리 의료계 전체가 백인 남성 모델을 중심으로 설계되어 있기 때문이기도 하다.
- 의료계의 시스템이 문화적 전통이나 규칙에 어긋날 때가 많다. 환자의 신앙이 존중받는 데에는 의사소통이 열쇠다.
- 환자와 의료인의 성별과 인종이 모두 일치하거나 둘 중 하나만이라도 일치할 때 치료의 질이 통계적으로 높아진다. 다양한 의사와 직원이 일하는 의료시설에서도 역시 치료의 질이 높아진다.
- 많은 병원이 의사, 간호사, 기타 직원에게 문화적 지식에 대한 교육은 물론 다양성과 포용성 교육도 의무적으로 시행하고 있다. 여러 병원 중에 하나를 선택할 수 있는 환경이라면, 어느 병원이 직원들에게 이런 교육을 시행하고 있는지 알아본다.

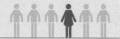

3부

우리가 향하는 곳과
우리가 할 수 있는 일

SEX MATTERS

9장

바뀌는 대화

성차의학 연구의 미래

2012년에 예일 뉴헤이븐 병원 흉통 센터 소장 바스마 사프다르 박사와 리하이 밸리 병원에서 응급의학 연구를 지휘하는 마나 그린버그가 나와 내 동료 에스더 K. 추 박사에게 협력 의사를 타진했다.

"SAEM 합의회의에서 함께 성차의학에 대한 발표를 해볼까요?" 그들의 이런 제안에 추 박사와 나는 당연히 제안해 주셔서 영광이라고 대답했다.

우리는 대단히 경쟁률이 높은 이 회의를 위해 거의 1년 동안 묵직한 제안서와 발표 계획을 작성했다. 자료를 제출하고 여러 달 뒤, 우리 제안서가 채택되었다는 연락이 왔다.

2014년 우리가 하루 동안 주최한 심포지엄에 100명이 넘는 최고 응급의학 연구자들이 참석했다. 우리는 심혈관 및 뇌혈관 문제, 통증, 외상과 부상, 진단검사, 정신 건강, 약물남용 등을 성차라는 렌즈로 들여다보았다. 또한 사회적 인식이 응급실에서 촌각을 다투는 결정을 내릴 때 어떤 영향을 미치는지도 언급했다.

그날 우리는 성차의학의 새로운 전문가 100명을 얻었다. 그 뒤로 이 전문가의 수는 기하급수적으로 늘어났고, 추, 사프다르, 그린버그는 오랜 친구 겸 협력자가 되었다.

2015년 나는 '성차의학 교육회의: 커리큘럼 혁신을 위한 계획'이라는 제목의 행사를 개최하는 데 손을 보탰다. 미국 여성의사 협회, 로라 부시 여성 건강 연구소, 메이요 클리닉, 여성 건강 연구회가 힘을 합친 이 행사는 메이요 클리닉에서 개최되었다. 행사장에 직접 나온 사람들과 화상 참석자를 합해 170명이 넘는 참석자들은 연방 기관과 연구 기관 관련자들, 미국의 의대 99곳에서 근무하는 교수들과 학장들이었다. 이틀간의 심포지엄에서 우리는 성차 연구를 의대 커리큘럼과 의료인의 평생교육 프로그램에 통합시키는 데 필요한 정보와 도구를 제공했다.

그리고 2018년 4월에는 유타주 솔트레이크시티에서 열린 성차 보건교육 회의를 통해 우리의 플랫폼을 확장했다. 치과의사, 간호사, 약사는 물론 물리치료사나 작업치료사에 이르기까지 보건과 관련된 모든 직업의 교육 커리큘럼에 성차 연구 결과를 통합하고, 성차 통합을 위한 단계별 계획 작성의 문을 열어준 행사였다.

우리가 전문가 집단을 이런 자리에 한데 모을 때마다, 변화의 물결이 촉진된다. 이런 물결이 계속 이어지게 해서 궁극적으로 변화의 해일이 일어나게 하는 것이 내 임무다. 언젠가 우리는 한때 특별하고 이례적이던 일이 흔한 상식으로 변하는 변환점에 도달할 것이다.

교육과 행정 분야의 변화

2장에서 나는 SAEM 회의를 위해 응급의학 분야의 성차에 대한 첫 발표를 준비했을 때 아무도 발표회장에 나타나지 않았다고 밝혔다. 텅 빈 회의장을 보며 정말로 기운이 빠졌지만, 동시에 우리 메시지를 반드시 전달하겠다는 결의를 더욱 다질 수 있었다.

그날 이후 나는 의학 분야에서 나와 비슷한 논의를 하던 다른 여성들에게 손을 뻗어보기로 결심했다. 그 결과 미국 여성의 사협회에서 재니스 워빈스키 박사를 만났다. 웨스턴 미시건 대학 호머 R. 스트라이커 박사 의학대학에서 산부인과 임상 명예 조교수로 있는 그녀와 나는 여러 전공을 망라한 '싱크탱크'를 설립하는 방안에 대한 이야기를 시작했다. 의학계의 성차 문제를 논의하고, 우리 생각을 널리 퍼뜨리는 한편 각자의 담당 분야에도 적용하게 해주는 일종의 포럼을 만들자는 구상이었다.

우리가 처음에 나눴던 이 대화가 나중에 '성차에 따른 여성 건강 공동 프로젝트SGWHC'의 기초가 되었다. 워빈스키 박사는 지금까지 지칠 줄 모르고 이 단체를 이끌고 있다. 처음에는 6~8명의 여성으로 이루어진 핵심 그룹과 한 달에 한 번씩 화상 회의를 하는 정도였으나, 곧 단체가 커지면서 지금과 같은 조직을 갖추게 되었다.

초창기 화상회의 때 나는 텍사스 기술대학 보건학 센터의 의학교수인 마조리 R. 젠킨스 박사를 만났다. 단순히 생식기 건강뿐만 아니라 성차와 관련된 '여성 건강'을 알린 최초의 여성 중 한 명인 그녀를 나는 오래전부터 존경하고 있었다. 존재감이 어찌나 강렬한지, 젠킨스 박사가 강연할 때는 사람들이 정말로 귀를 기울인다. 한번은 나와 전화 통화를 하다가 M. J.(나는 그녀를 이렇게 부른다)가 소식을 알려주었다. 우리가 SGWHC를 통해 만든 포스터 중 두 점이 성차연구기구의 연례 회의에 전시될 자료로 채택되었다는 소식이었다. 회의 기간 동안 그 포스터 아래에 서서 회의 참석자들에게 우리의 활동에 대해 설명할 사람이 필요했다.

"내가 두 포스터 밑에 동시에 서 있을 수는 없잖아요." M. J.가 말했다. "누가 나랑 같이 갈까요?"

당시 나는 신참 의사에 불과했지만, 즉시 함께 가겠다고 자원했다. 회의 당일 아침에 비행기를 타고 날아갔다가 밤에 비행기로 돌아와 다음 날 아침 병원에 출근해야 하는 일정이었지만 상관없었다. 나는 이 놀라운 여성에게 내가 행동하는 사람이며 이 활동에 진지하게 임하고 있다는 사실을 보여주고 싶었다.

회의장에 가보니 우리 포스터 두 장이 나란히 전시되어 있었기 때문에, 회의가 진행되는 두 시간 동안 M. J.와 나도 나란히 서서 모든 분야에서 성차가 얼마나 중요한지에 대해 의료인들과 이야기를 나눴다. 그러다 잠깐 짬이 나면 우리 둘이서 여성의 치료 결과를 향상시키기 위해 의학과 과학 분야에서 어떤 변화가 필요한지에 대해 서로의 생각을 이야기했다. 그때부터 지금까지 우리는 친구 겸 협력자로 지내고 있다. 지금도 한자리에 모이면 성차 문제에 대한 이야기가 줄줄 흘러나온다. 변화를 일궈내겠다는 열정을 공유할 뿐만 아니라, 자신의 분야에서 그 일을 이끌고 있는 사람이 내 곁에 있는 것은 정말 좋은 일이다.

현재 젠킨스 박사는 로라 부시 여성 건강 연구소의 소장 겸 수석 연구원으로 일하면서, 의학 분야의 성차 교육을 크게 발전시키고 있다. 이 연구소는 현직 의사들을 위한 커리큘럼을 개발했는데, 여기에는 미래의 교육자들을 교육하는 데 일조할 학습 단위도 포함되어 있다. 내가 이것을 제작하는 데 기여할 수 있었던 것이 영광이다. 이 연구소에는 또한 일반인을 위한 도서관도 있어서, 누구나 무료로 자료를 찾아볼 수 있다.

이 연구소 외에도 많은 단체들이 의학 교육과 연구 분야에서 앞장서 변화를 이끌고 있다. 여기에 그 단체들을 일일이 열거할 수는 없지만, 의학 교육 전반에 걸쳐 지금도 계속 극적인 영향을 미치고 있는 전 세계의 여러 단체에 주목하라고 말하고 싶다.

내가 이 책을 쓰고 있는 현재, 국립보건원National Institutes of Health, NIH 내부에서도 아주 환상적인 움직임이 실제로 이루어지고 있다. 재닌 클레이턴 박사의 지휘로 여성 건강 연구실Office for Research on Women's Health, ORWH(국립보건원 내의 개별 연구소 및 센터 스물일곱 곳 중 하나)은 여성 건강과 관련된 연구를 촉진하고 여성 건강 향상에 데이터와 증거가 더욱 적극적으로 사용되게 하기 위해 '여성 건강 연구를 위한 전全NIH 전략 계획'을 만들어냈다. ORWH는 제한된 예산으로 모든 일을 해내려고 애쓰기보다, 국립보건원 전체에 걸친 계획을 만들어 국립보건원 내 모든 연구소와 센터의 연구와 자금 지원에 성차 연구가 포함되게 했다. 이 덕분에 ORWH의 활동 범위가 넓어졌을 뿐만 아니라, NIH가 자금을 지원하는 거의 모든 연구에 성차와 관련된 부분을 포함시키는 것이 권고 사항 또는 필요 사항이 되었다. 다양한 분야에서 이루어진 이 커다란 진전이 우리에게 광대한 정보를 새로이 제공해 주면, 우리는 그것을 이용해 의학의 모든 분야에서 여성의 치료 결과를 향상시킬 수 있을 것이다. 나는 2019년에 ORWH 자문위원회에 초빙된 것을 영광으로 생각한다.

식품의약국FDA도 여성건강실을 운영하면서, 성평등 관련 인식과 활동 증진을 위해 노력하고 있다. 내가 4장에서 언급한 FDA의 의약품 임상시험 스냅샷 웹사이트가 만들어지는 데에도 이 여성건강실의 노력이 있었다. 안타깝게도 이 여성건강실에는 명령권이 없기 때문에, 예를 들어 제약 회사의 임상시험에 반드시 성차 분석을 포함시키라고 강제할 수는 없다. 그래도 도움이 되는 자료 제작, 투명성 제고, 필요한 논의 시동 등의 작업을 하고 있다.

스탠퍼드 대학의 성차 이노베이션 프로그램은 론다 슈빙거 박사의 지휘로 과학, 건강, 공학, 환경 분야의 성차 분석에 초점을 맞추고 있다. 충돌시험에 사용되는 인형에 여성도 포함되게 하는 일, 여성 인공지능 프로그램 등을 추진하고 있으며, 과학과 의학 연구에 남녀 성별의 세포를 모두 도입하려고 애쓰는 중이다. 이 프로그램의 웹사이트에는 다음과 같은 문장이 적혀 있다. "올바른 연구가 생명을 구하고 돈을 아껴준다."

내 동료 C. 노엘 베어리 머즈 박사가 소장으로 있는, 시더스 사이나이 병원의 바브라 스트라이샌드 여성 심장 센터는 타코츠보 심근증이나 미세혈관 질환 등 여성 특유의 심장병 치료와 성차를 감안한 진단법 연구를 개척하고 있다.

국제적으로도 성차 연구에서 굵직굵직한 일들이 벌어지고 있다. 캐나다 건강연구소에는 젠더와 건강 연구소가 포함되어 있다. 이 연구소의 과학부장인 카라 태넌봄 박사는 캐나다 전역에서 성차가 연구에 포함되게 하는 일뿐만 아니라 의료계와 사회 전반에서 모두 성차 연구가 이루어지게 하는 데에 매진하고 있다. 이 연구소에는 연구와 임상에 성차를 통합시키는 방법에 대해 의사와 기타 의료인을 교육하는 온라인 학습 단위도 마련되어 있다. 대단히 포용적인 내용을 담은 훌륭한 자료다.

베를린의 샤리테 대학 병원도 성차 분야에서 선두에 서 있다. 그들은 온라인 훈련을 성공적으로 시행하고 있으며, 성차의학 연구에 관한 방대한 데이터베이스를 갖고 있다. 주로 세포와 분자의 메커니즘을 포함한 생물학적인 성차를 연구한 자료들이다.

스웨덴에서는 카롤린스카 연구소가 성차 의식 제고를 위해 학제간 교육자료와 연구 플랫폼을 마련했다. 이 연구소의 '4I'는 네 가지 기둥, 즉 기반 시설infrastructure, 통합integration, 혁신innovation, 효과impact를 뜻한다. 이 연구소는 미국의 메이요 클리닉, 스탠퍼드 대학의 성차 이노베이션 프로그램, EUGenMed(샤리테와 유럽 여성건강연구소가 감독하는 유럽 성차의학) 등 세계적으로 유명한 기관들과 협력하고 있다.

간단한 도구로 생명을 구한다

의학 교육 커리큘럼과 세계적인 연구 규범을 바꾸는 일이 차세대 의료인 교육에 필수적이긴 해도, 이것은 장기적인 계획이다. 지금 여성들이 필요한 치료를 받을 수 있게 해주려면 현장에서 지금 사용할 수 있는 도구가 필요하다.

내가 일하는 로드아일랜드 병원 응급실은 물론 현재 미국과 전 세계에서 성차의학에 대해 오가는 대화에 항상 등장하는 주제는 여성 건강과 성차에 대해 강렬한 결과를 빚어낼 간단하면서도 효과적인 방법이다.

우리 응급실에서는 '우리는 차이를 안다'고 적힌 포스터와 환자들을 위한 소책자를 사용할 뿐만 아니라, 인턴, 레지던트, 펠로, 간호사, 교수를 위한 복잡하고 다층적인 교육도 시행하고 있다. 개발 과정에 나 역시 여러 번 참여한 적이 있는 비슷한 교육 프로그램이 전국에서 시행 중이라서, 의료인들이 여성의 몸이 작동하는 방식에 대해, 그리고 여성 건강의 모든 분야에 걸쳐 더 나은 치료 효과를 내는 방법에 대해 홍수처럼 밀려오는 새로운 정보를 계속 접할 수 있다.

그러나 의료계가 지난 몇 년 동안 만들어낸 가장 강력한 혁신은 아마 흔한 치료 절차에 일어난 변화일 것이다.

결정을 내리는 데 도움이 되는 도구들, 즉 기본적으로 시행해야 하는 절차들의 확인 목록이 수술실에서 합병증을 줄이고 환자의 목숨을 구한다는 사실은 이미 오래전에 인정되었다. 이 확인 목록에는 수술대에 누운 환자가 정말로 그날 수술해야 하는 사람이 맞는지 확인하는 항목, 수술할 부위가 맞는지 확인하는 항목, 나중에 환자의 체내에 뭔가를 남기는 실수가 일어나지 않게 각종 도구와 수술용 스펀지의 개수를 헤아리는 절차 등이 포함되어 있다. 최근에는 일부 연구자들이 남녀의 치료 결과를 공평하게 만드는 데 도움이 되는 확인 목록을 만들고 있다.

예를 들어, 이 책의 앞부분에서 언급했던 것처럼, 여성들 중에서도 특히 호르몬을 이용한 피임방법을 사용하는 사람은 같은 연령대의 남성에 비해 혈전이 발생할 위험이 높다. 그러나 외상 수술을 받은 뒤 혈전을 포함한 다양한 증상에 대해 여성이 프로필락시스(예방치료)를 받을 가능성은 낮다. 예방치료에는 혈전을 예방하는 주사, 다리의 심부정맥혈전증을 예방하는 특수 스타킹 등이 포함된다. (혈전증은 환자가 움직이지 않고 가만히 있을 때, 특히 병원 입원 중에 발생할 수 있다. 병원에 입원한 성인 환자 중 평균적으로 거의 3만 명이 매년 정맥혈전색전증[VTE]으로 인한 합병증으로 사망한다.)

이런 사실이 모두 알려져 있는데도 여성에게 혈전을 막는 프로필락시스가 통계적으로 덜 시행되는 이유가 무엇인가? 존스홉킨스 대학의 의사들도 같은 의문을 품고 실험 삼아, 수술을 마친 환자 중에 혈전 합병증 위험이 있는 사람들을 위한 확인 목록을 만들었다.[1] 그리고 이 목록을 시행한 결과, "위험도에 맞춘 VTE 프로필락시스가 수술 환자에게는 26퍼센트에서 80퍼센트로, 일반 환자에게는 25퍼센트에서 92퍼센트로 증가했다." 간단한 확인 목록을 의무화한 것만으로 수백 명이나 되는 환자의 목숨을 구했다는 뜻이다.

클리블랜드 클리닉도 ST 분절 상승 심근경색(1장에서 내 환자 줄리가 겪었던 일명 '과부 제조기')에 대해 비슷한 실험을 실시한 결과, 30일 이내 여성의 사망률이 6퍼센트에서 3퍼센트로 반감했다. 더 중요한 것은 이처럼 사망률이 감소하면서 여성의 위험도가 남성과 같아졌다는 점이다. 달라진 치료가 만들어낸 결과였다.

이런 결과들은 우리가 최신 연구와 데이터를 바탕으로 포괄적인 시스템을 마련한다면 암묵적인 편견을 완화하고 치명적인 합병증을 피할 수 있음을 보여준다. 때로는 포괄적인 시스템을 설계하기가 복잡할 수도 있지만, 잘 조직된 시스템을 일상적으로 가동하다 보면 환자의 치료 결과가 향상될 뿐만 아니라 의사, 간호사, 기사 등의 작업 흐름이 능률적으로 합리화될 수 있다.

의학의 미래에 대한 나의 생각

인간 게놈지도가 만들어졌을 때 의학계는 개인별 치료라는 획기적인 발전이 다음 차례일 것이라고 확신했다. 개인의 유전자 기준과 정보를 바탕으로 암 치료에서부터 심장병 예방에 이르기까지 모든 것을 시행할 수 있으리라는 꿈이었다. 사람들은 곧 각자에게 딱 맞는 알약이 나오고, 사람의 목숨을 앗아가는 요인들을 우리가 마침내 정복하게 될 것이라고 믿었다.

그러나 안타깝게도 현실은 우리가 상상할 수 없을 정도로 복잡했다. 질병을 결정하는 요소는 유전자만이 아니었다. 심지어 유전자가 결정적인 요인인 경우에도, 우리는 유전자가 켜지거나 꺼지는 다면적인 과정을 이해하는 데 가까이 다가가지도 못했다. 우리는 연못 하나를 정복한 줄 알았지만, 사실은 바다에 풍덩 뛰어든 꼴이었다.

나는 개인별 치료법을 연구해야 한다는 데에 강력히 찬성하지만, 연구자들이 처음에 품었던 꿈과는 아직 거리가 멀다는 점도 알고 있다. 솔직히 말해서 지금으로서는 그 꿈을 이룰 길이 없다. 남성과 여성의 생물학적 차이를 인정하고, 그 지식을 모든 연구 모델과 임상 절차에 통합해 개인별 치료의 1단계 기초 요소로 이용하지 않는 이상, 어떻게 진정한 개인별 치료법을 개발해서 시행할 수 있겠는가? 어떤 면에서 현재 우리는 지하실에서 한 층, 한 층 올라가며 할 일을 하지도 않고 펜트하우스로 곧장 올라가려고 애쓰는 꼴이다.

나는 조상과 민족에게서 물려받은 유전자뿐만 아니라 생물학적인 성별과 개인이 원하는 젠더도 고려해서 개인의 특성에 고도로 특화된 의료를 꿈꾼다. 그러나 이런 미래에 도달하기 위해서는 기초부터 시작해야 한다. 남성 중심적인 현재의 시스템을 재설계해서 여성들이 그들만의 생물학적 특성에 맞는 치료를 받게 해야 한다. 인종과 젠더에 대한 사회적 인식뿐만 아니라 같은 민족 집단 내 남성과 여성의 유전자를 모두 연구해서 모든 여성에게 평등하고 효과적인 치료를 제공할 수 있게 되어야 한다.

나는 약물 치료를 포함한 각종 치료법이 성별에 맞게 시행되는 시스템을 꿈꾼다. 남성과 여성에게 별도의 용량이 적용되는 시스템이다. 여성의 월경주기, 갱년기와 폐경, 사용 중인 피임방법, 임신 여부 등에 따라서도 여성을 위한 상세한 용량 지침이 마련될 것이다. 남성과 여성에게 적용되는 확인 목록도 별도로 준비될 것이고, 실험실에서는 남성의 몸뿐만 아니라 여성의 몸에 대해서도 정상치를 구하려 할 것이다.

모든 의료인에게는 젠더 관계, 포용성, 문화적 지식, 다양성 등에 대한 교육이 의무적으로 이루어져야 한다. 내가 생각하는 방법은, 환자와 의료진의 상호작용에 편견이 작용할 여지를 최소화하기 위해 의료 시스템 전체에 걸쳐 절차를 마련하고 시행하는 것이다. 유색인종 여성, 트랜스젠더, 다양한 종교를 지닌 여성 등도 백인 남성과 동등한 대우를 받아야 한다.

무엇보다도 중요한 것은 사회적 배경이나 연령 등과 상관없이 모든 여성이 지금보다 더 나은 치료를 받는 것이다.

이런 일들이 실행되면 의학이 바뀔 것이다. 이런 미래를 현실로 만드는 최선의 방법은 성차라는 포괄적인 현실을 출발점으로 삼아 점차 안으로 깊숙이 들어가는 것이다.

핵심 요약

- 오늘날 의학계에서 성차는 뜨거운 주제다. 연방 기관을 포함해서 많은 중요한 연구소와 단체가 여성의 생물학적 특징에 대한 새로운 지식을 반영해 연구와 임상의 일반적인 절차를 바꾸려고 노력하고 있다.
- 변화를 촉진하는 데 가장 중요한 부문은 교육 커리큘럼, 연구, 임상 지침이다. 이 중에서 가장 빨리 시행될 수 있는 것은 임상 지침이다.
- 개인별 치료가 가능한 미래는 성차 연구로 시작된다. 여기서 터득한 지식이 개인의 신체에 대한 이해를 높이는 초석이 될 것이다.

10장

우리 목소리, 우리 의학

의료인과 유용한 대화를 나누는 법

내 일에서 가장 어려운 동시에 가장 보람 있는 부분은 성차 연구나 논문 작성이 아니다. 심지어 다른 의료인을 교육하는 일도 아니다. 환자 및 환자의 가족들과 치료 결과에 중점을 둔 생산적인 대화를 나누는 일이다.

예를 들어 최근 한 여성이 복통과 혈변을 호소하며 응급실을 찾았다. 그녀는 대장암을 몹시 걱정하면서, 지난 몇 주 동안 겪은 증상들을 목록으로 정리해 가져왔다. 또한 과민성 대장 증상, 변비 등 대장과 관련된 병력에 대해서도 솔직하게 털어놓았다.

과거에 여러 방법을 시도해 보았지만 별로 도움이 되지 않아 속상하다는 말도 했다. 게다가 자신의 말을 뒷받침하기 위해 그녀는 대변을 본 뒤 변기의 모습을 사진으로 찍어 가져오기까지 했다.

입맛이 떨어진다고? 조금은 그럴 수 있다. 그러나 그녀가 자신의 증상을 축소하거나 에둘러 표현하지 않은 것이 엄청난 도움이 되었다. 우리는 그녀가 구글 검색으로 알아낸 사실들에 대해 이야기를 나누고, 증상이 언제부터 시작되었는지도 물어보았다. 그녀가 가져온 '증거 사진'을 보니, 피가 밝은 빨간색이 아니라 검은색이라서 나는 치질이나 직장 열상 같은 질환을 배제할 수 있었다. 그래서 추가 검사를 지시했다. 이를 통해 그녀에게 의료진이 그녀의 말에 충분한 관심을 기울이고 있으며, 그녀가 걱정하는 문제에 대해 조치를 취하고 있음을 보여줄 수 있었다.

이 책에서 나는 의료, 의학 연구, 의학 교육에서 여성의 건강과 복지에 영향을 미치는 문제들을 분명하게 지적했다. 변화가 필요하다는 주장과 함께, 여성의 생물학적 특징에 대해 새로운 사실을 알려주는 연구 결과를 몇 가지 제시했다. 그러나 여러분도 짐작했듯이, 변화가 일어나고 있다고는 해도 그 속도가 너무 느리다.

여성들이 자신의 건강에 대한 논의를 변화시켜 적절한 치료를 받으려면 뚜렷한 목적을 갖고 의료진과 생산적인 대화를 나누는 것이 최선의 방법이다. 이번 장에서 나는 바로 이런 대화를 나누는 데 도움이 되는 구체적인 도구와 질문을 제시하겠다.

물론 의료계를 변화시켜야 한다는 부담을 여성들에게 지우려는 것은 아니다. 여성들이 자신의 건강과 복지에 대해 더 힘 있게 목소리를 내야 한다고 주장하려는 것뿐이다. 여성들이 직접 고삐를 쥐고, 이 책에서 얻은 지식을 이용해 의료진과 대화를 시작한다면 자신의 건강과 관련해서 주체적인 결정권을 행사한다는 느낌을 즐길 수 있을 것이다.

새로운 의사-환자 관계

비록 다르게 보일 때가 많지만 의료는 사실 소비자 중심 산업이라는 점을 기억할 필요가 있다. 어떤 의료 기관에 돈을 쓸지, 의료진과 어떤 관계를 맺고 싶은지 결정할 권리는 환자에게 있다. 나는 나 자신을 권위자라기보다 정보의 번역자로 생각한다. 환자들이 위기의 순간에 필요한 도움을 받을 수 있게 도와줄 뿐만 아니라, 그들이 정보를 바탕으로 건강에 도움이 되는 결정을 내릴 수 있게 도와주는 것이 내 임무다. 내가 알기로는 내 동료들 중 많은 사람, 아니 대부분이 나와 같은 생각을 갖고 있다.

그러나 모든 관계가 그렇듯이, 의사-환자 관계도 쌍방향이다. 명확한 의사소통이 반드시 필요하며, 가능하기만 하다면 응급 상황이 생기기 전에 미리 의사소통의 끈을 만들어두는 것이 좋다.

그래서 내가 마련한 것이 다음의 목록이다. 병원에서 흔히 맞닥뜨릴 수 있는 상황에 아래의 질문과 행동 목록을 가져가면 도움이 될 것이다. 이 목록에는 모두에게 적용되는 기본적인 내용도 있고, 성별에 특화된 것도 있다. 앞에서 언급했듯이, 대화의 물꼬를 어떻게 터서 어떤 방향으로 이끌어갈지 미리 알고 있다면 매우 강력한 효과를 거둘 수 있다. 때로는 심지어 목숨을 구할 수 있을지도 모른다.

1차 진료의: 환자의 건강관리의 중심

1차 진료의Primary Care Provider, PCP는 단순히 매년 건강검진을 해주는 사람이 아니다. 환자의 건강관리에서 중심 역할을 하며, 여기에서부터 각종 전문의와 종합병원 진료가 바큇살처럼 뻗어나간다.

환자가 만나는 모든 의료진 중 PCP는 우호적이고 믿음이 가는 관계를 구축해야 할 가장 중요한 인물이다. 몸에 문제가 생겼을 때 연락할 사람도 PCP고, 건강이 좋을 때 그 상태를 계속 유지할 수 있게 도와주는 사람도 PCP다. 따라서 PCP는 환자의 병력, 현재 사용 중인 처방약 등 건강과 관련된 모든 것을 정확히 알고 있어야 한다.

PCP는 또한 대부분의 처방전을 작성하고, 연례 검진을 실시하는 사람이다. 필요하다면 검사, 수술 등을 위해 환자를 전문의에게 보내기도 한다.

다시 말해서 환자는 PCP의 판단을 신뢰하고, 그 의사가 환자를 위해 최선을 다한다고 느낄 수 있어야 한다.

PCP가 환자의 말에 주의를 기울이지 않는다는 느낌이 든다면, 그 의사에게 모든 것을 투명하게 털어놓을 수 없다면, 그 의사에게서 무의식적인 편견을 느낀다면, 다른 의사를 찾아보는 것이 좋다. 현재의 PCP에게 실력이 부족해서가 아니라, 이런 경우에는 의사와의 관계가 실력보다 훨씬 더 중요하기 때문이다.

환자가 자신의 생물학적 성별, 젠더, 병력, 현재의 건강상태 등을 바탕으로 최선의 치료를 받기 위해 PCP에게 물어보면 좋은 질문들을 아래에 열거했다.

- "내 또래 여성들을 위해 다음과 관련해서 가장 최근에 나온 권고는 무엇인가?"
  - 연례 검진과 혈액검사
  - 유방 검진(유방촬영 포함)

- 대장내시경
- 자궁암 검사
- 기타 정기 검사

- "위의 검사들을 얼마나 자주 해야 하는가? 그 이유는?"
- "여기서 자궁암 검사, 골반 검진, 유방 검진을 받을 수 있는가? 아니면 따로 산부인과를 찾아가야 하는가?" (모든 PCP가 이런 검진을 하지는 않는다.)
- "당신 분야에서 성차에 대해 가장 최근에 나온 연구 결과를 알고 있는가?"
- "당신의 환자 중 여성 환자와 유색인종 환자의 치료 결과가 남성 환자와 같은가?"

주위에 의료 기관이 많지 않거나, 교통이 불편하거나, 의료 보험이 없는 사람이라면, 원격진료를 이용해 보라고 권고하고 싶다. 내 동료인 제퍼슨 대학의 저드 홀랜더 박사도 '제프커넥트'라는 원격진료 시스템을 개발했는데, 이 시스템을 이용하면 전화와 영상통화로 응급실 의사나 전문의와 연락할 수 있다.[1] CVS 약국도 앱을 통해 자회사인 미니트클리닉의 의사들과 환자를 연결해 준다. 물론 응급 상황에서는 이런 시스템이 그리 효과가 없겠지만, 가벼운 부상을 입었을 때, 또는 의약품이나 예방치료에 대해 의문이 있을 때에는 간편하게 의사와 연락할 수 있는 훌륭한 방법이다.

전문의와 외과의사에게 물어보아야 하는 것

PCP는 자신이 치료할 수 있는 범위를 넘어서는 환자를 전문
의에게 보낼 때가 많다.

전문의에 대해 한 가지 기억해야 할 점은, PCP와 달리 그들은
아주 구체적인 문제에만 초점을 맞춘다는 점이다. 신뢰할 수 있
는 전문의를 찾아내는 것도 중요하지만, 실력 있는 의사를 찾아
내는 것도 그에 못지않게 중요하다.

레지던트 시절 외과를 돌 때 나는 여러 전공 분야의 외과의
들을 어시스트할 기회가 있었다. 그중에 특히 환자들에게 인기
가 좋은 외과 선생님은 환자를 대하는 태도가 아주 뛰어났으며,
유쾌하고 긍정적이었다. 또한 어떤 상황에서도 잊지 않고 가벼
운 인사를 건넸다. 그러나 그는 내가 본 외과의사 중 가장 실력
이 떨어지는 사람이기도 했다. 반면 환자를 대할 때 엄청나게 위
협적이고 냉정한 또 다른 외과 선생님은 수술실에서 누구보다도
꼼꼼했다. 포도주를 한잔하는 자리라면, 나는 틀림없이 첫 번째
외과 선생님을 선택할 것이다. 그러나 내가 수술대에 누워야 하
는 상황이라면 잠시도 망설이지 않고 두 번째 선생님을 택할 것

이다.

전문의를 찾을 때 치료 결과에 대한 질문을 주저하면 안 된다. 전문의들은 자기만의 연구를 진행할 때가 많아서 환자의 질문에 기꺼이 대답해 줄 가능성이 상당히 높다. 가장 먼저 던지면 좋은 질문으로는 다음과 같은 것들이 있다.

- "당신의 분야에서 나타나는 성차를 연구한 적이 있는가?"
- "내 병력과 체질을 고려해서 이 검사/치료법을 추천한 건가?"
- "당신의 환자들 중 남녀 사이에 치료 결과의 차이가 있나?"
- "만약 이 검사에서 우리가 원하는 답을 얻지 못한다면 어떤 대안이 있나?"
- "내가 여자로서 미리 알아두어야 하는 이 검사/치료법의 부작용은 무엇인가?"
- "내 피임약/임신/모유수유/호르몬대체요법이 이 검사/치료법에 영향을 미치는가?"

약에 대한 질문

나와 내 동료들이 부닥치는 가장 어려운 상황 중 하나는 환자가 자신이 사용 중인 처방약에 대해 잘 모를 때다.

응급실에서는 환자의 처방 기록을 모두 찾아볼 수 없을 때가 있다. 환자가 여러 의사에게서 또는 다른 주의 의사에게서 처방전을 받은 경우가 특히 그렇다. 이렇게 전체적인 정보를 알지 못할 때는 환자에게 가장 안전하고 효과적인 약을 고르기가 힘들다.

어떤 상황에서 어떤 의사를 만나든 환자가 사용 중인 처방약의 정보를 온전히 전달하는 방법은 다음과 같다.

- 자신이 사용 중인 처방약의 목록을 작성해 항상 가지고 다닌다. 반드시 목록을 종이에 적어 지갑에 가지고 다닐 필요는 없다. 현대 기술을 이용하면 훨씬 더 쉽다. 휴대폰 카메라로 자신이 처방받은 약병들을 모두 찍어 쉽게 접속할 수 있는 클라우드 계정이나 휴대폰 폴더에 저장해 두면 된다. 약의 이름과 사용량을 쉽게 읽을 수 있을 만큼 사진을 선명하게 찍어야 한다. 사용 중인 약이 바뀔 때마다 이 자료를 업데이트한다.
- 휴대폰의 메디컬 ID 기능이나 응급 잠금화면에 처방약과 알레르기 정보를 추가한다. (휴대폰 제조사 웹사이트에 이런 휴대폰 기능의 사용법이 설명되어 있다.) 무료로 메디컬 ID 앱을 다운받아 건강 관련 정보를 모두 저장해 두는 방법도 있다.
- 비상 연락처로 지정된 사람들 중 적어도 한 명은 환자의 처방약 목록에 접근할 수 있게 미리 조치를 취해둔다. 클라우드의 공

유폴더를 이용하거나, 처방약 목록을 업데이트할 때마다 그 사람에게 전달하면 된다.

- 4장에서 말한 약물 조정을 기억하는가? 지금이야말로 자신이 사용한 의약품 목록을 업데이트할 때다. 특히 병원에 다녀온 뒤 (처방약이 일시적으로 또는 영구적으로 바뀌었을 가능성이 있다) 약에 대해 헷갈리거나 의문이 생겼다면 PCP의 병원에 연락해 간호사나 의사 조수와 약속을 잡고 처방에 어떤 변화가 생겼는지 검토한다.

자신이 사용하는 약에 대해 분명히 파악하고 나면, 아래와 같은 점들을 PCP에게 물어볼 수 있다. 새로운 약을 처방해 주거나, 약을 조정해 주거나, 병원과 응급실 등에서 치료를 감독하는 전문의 또는 다른 의료인에게도 마찬가지다.

- "내가 사용하는 약이 나의 성별, 인종/민족, 연령에 맞는가?"
- "내 성별에 맞는 용량을 사용하고 있는가, 아니면 처방전의 용량을 조정할 필요가 있는가?"
- "이 약은 여성을 상대로 임상시험이 실시된 것인가? 만약 실시되었다면, 사용량과 관련해서 내가 알아두어야 할 별도의 지침이 있는가?
- "이 처방약이 내가 사용하는 피임방법이나 호르몬대체요법에

영향을 미치는가?"

- "이 약은 복제약인가? 만약 그렇다면 이 약이 내게 어떤 영향을 미치는가? 이 복제약은 여성을 상대로 연구가 시행된 것인가?"
- "이 약이 QT 간격을 늘이는가? 내가 사용하는 다른 약들을 감안할 때, 이것이 내게 어떤 영향을 미칠 수 있는가?"
- "이 복제약을 사용하기 시작한 뒤로 몸 상태가 조금 달라졌다. 예전에 사용하던 약만큼 신진대사가 잘 되지 않는 것 같아서 걱정이다. 가격이 적당한 다른 약은 없는가?"

종합병원과 응급실 방문

응급실 방문을 미리 계획하는 사람은 별로 없다. 그리고 일단 응급실에 들어온 뒤에는 환자가 담당 의사를 고를 수 없다. 그러나 더 나은 보살핌과 치료 결과를 확보하기 위해 미리 토대를 마련할 수 있는 간단한 방법이 몇 가지 있다.

가장 중요한 첫 번째 방법은 인근 종합병원들을 미리 조사해 두는 것이다. 어떤 병원의 평판이 좋은가? 성별, 인종, 민족 등의 측면에서 다양한 직원들이 근무하고, 문화적 차이를 교육하는 프로그램이 있는가? 연구와 교육 분야에서 선두를 달리는 병원이 어디인가? 질문을 던지는 것을 망설이면 안 된다. 필요하다면 그 병원을 직접 찾아가서 간호사와 행정 직원에게 물어봐야한다! 성차와 관련된 경험을 물어보고, 항상 '자신의 감을 따른다.'

두 번째 방법은 미리 자신에 관한 정보를 준비하는 것이다. 응급실에 들어온 사람들이 자신의 증상을 상세히 설명하고, 사용 중인 처방약의 목록을 제시하고, 병력에 대해 분명히 이해하고 있을 때 (설사 대변을 본 뒤의 변기 사진을 봐야 하는 경우라도) 나는 정말 좋다. 관련 정보를 모두 알고 있으면 환자 치료와 관련해서 최선의 결정을 내리는 데 도움이 된다. 환자들이 자신의 병력에 대해 모호하게 말하거나(심지어 아예 숨기려 하는 사람도 있다), 자신이 어떤 처방약을 사용하고 있는지 모르거나, 그저 '아프다'는 말 외에는 증상을 설명하지 못할 때는 결정을 내리기가 힘들다.

얼마 전 여든다섯 살의 엘리즈라는 여성이 들것에 실려 왔다. 친구들과 점심 식사를 함께 하면서 작은 잔으로 상그리아 한 잔을 마셨는데, 계산을 마치고 일어서다가 현기증을 느끼고 쓰러졌다. 우리가 혈압을 확인해 보니 위험할 정도로 저혈압이었다.

"환자분이 어떤 약을 복용하시는지 아세요?" 나는 환자와 함께 응급실까지 온 친구에게 물었다.

"몰라요." 친구는 고개를 저었다. "저 친구 딸한테 전화해 볼

게요.”

다행히 딸이 엘리즈의 처방약 목록을 갖고 있었을 뿐만 아니라, 병력에 대해서도 확실히 알고 있었다. 엘리즈는 여러 약을 복용 중이었는데, 그로 인해 알코올이 유난히 심한 영향을 미쳤을 가능성이 있었다. 엘리즈는 잠깐 쉬면서 수분을 보충받은 뒤 몸이 나아져서 집으로 돌아갔다.

병원에 도착했을 때 환자가 말을 할 수 없는 상태거나 의식이 있더라도 심한 불안 증세와 통증에 시달리는 경우, 중요한 정보를 알고 있는 친구나 가족이 함께 오면 환자의 생명을 구하는 데 도움이 된다. 혹시 병원에 가게 될 경우 의료진에게 필요한 정보를 모두 전달하기 위한 방법을 몇 가지 제시한다면 다음과 같다.

- 친구나 가족 중 적어도 한 명에게 자신의 건강 관련 정보를 모두 알린다. 여기에는 처방약, 최근 받은 검사, 진단명, 수술 이력 등이 포함된다. 병원에서 환자 등록을 할 때 반드시 그 사람을 보호자로 기입하고, 그 사람의 전화번호, 주소, 이메일을 정확히 적는다. 그래야 시간이 촉박한 상황에서 의료진이 그 사람에게 재빨리 연락할 수 있다.
- 보호자로 지정한 그 사람이 환자를 대신해서 결정을 내릴 수 있게 법적인 조치를 취해둔다.

- 자신이 원하는 병원이 아닌 다른 병원으로 이송된 경우, 전원을 요구할 수 있다.
- 가능하다면, 입원 서류에 핵심 정보를 솔직하게 적는다. 예를 들면 다음과 같다.
  - ▸ 알레르기. 알레르기의 종류뿐만 아니라 증상도 적는다. 그래야 의사가 약을 처방할 때 도움이 된다. 예를 들어, 어떤 항생제에 알레르기가 있지만 증상이 심하지 않아서 발진만 돋는 경우에는 위중한 상황에서 알레르기를 무시하고 그 약을 사용할 수도 있을 것이다. 반면 반응이 과민하다면 의료진이 반드시 그 정보를 알아야 한다.
  - ▸ 가족력. 가족들이 병을 진단받은 연령도 포함된다. 어머니가 여든일곱 살 때 심장발작을 겪었다면, 마흔일곱 살에 심장발작을 겪은 어머니를 둔 환자보다는 훨씬 덜 걱정스럽다.
  - ▸ 피임약, 호르몬대체요법, 성전환용 호르몬 등 사용 중인 모든 호르몬.
  - ▸ 과거에 경험했거나 현재 경험 중인 임신 관련 부작용(자간전증, 임신성당뇨병 등). 심혈관질환의 위험 요인이 될 수 있다.
  - ▸ 약물 부작용 경험.
  - ▸ 선천적인 긴 QT 증후군을 비롯한 유전성 질환. 체내에서 약의 작용에 영향을 미칠 수 있다.

의료진이 환자의 말에 주의를 기울이지 않는 것처럼 느껴진다면…

병원에 가게 될 경우를 미리 대비해 둔다면 더 자신 있고 쉽게 상황을 헤쳐 나갈 수 있을 것이다. 그러나 때로는 모든 준비를 했는데도 성별에 대한 편견이 작용하는 것 같은 상황에 맞닥뜨릴 수 있다. 의료진이 환자의 말에 주의를 기울이지 않는 것처럼 느껴지는 상황을 말한다.

- 응급 상황이 아니라면, 먼저 의사와 대화를 시도하면서 자신의 증상과 느낌을 최대한 구체적으로 설명하는 것이 가장 좋은 방법이다. 그러나 처음부터 어긋난 환자-의료진 관계를 '리셋'하기는 어렵다. 의사와의 대화가 생산적이지 않다는 느낌이 든다면, 다른 의사의 의견을 구해보는 것이 좋다.

- 종합병원에 가야 하는 상황이라면, 자신을 대변할 사람을 부른다. 예를 들어, 콘크리트 바닥에 넘어져 경막하혈종이 생긴 여성 노인이 병원에 온 적이 있었다. 그녀는 아무 이상 없다면서 집에 가도 된다고 주장했지만, 환자가 병원에 실려 왔을 때 우리가 연락해서 병원에 와 있던 환자의 자매가 나섰다. "원래 모든 걸 대수롭지 않게 말하는 성격이에요. 제대로 걸을 수 없는 상황이라도 저렇게 말했을 걸요. 여기서 하룻밤 입원하게 해

주세요." 우리는 이 환자에 대해 잘 몰랐으므로, 자매의 의견이 없었다면 정확한 결정을 내리지 못했을 것이다.

- 환자가 순전히 처방전 때문에 병원에 온 것이 아님을 의료진에게 납득시킨다. 안타깝지만, 우리는 응급실에서 매일 아편제 중독 환자를 접한다. 그들은 편두통, 복통 등 우리가 검사만으로는 알 수 없는 주관적인 증상을 호소하며 응급실에 와서 옥시콘틴이나 딜라우디드 같은 마약성진통제를 처방받으려 한다. 현재 우리는 이처럼 시스템을 악용하는 사례를 막기 위해 야편유사제의 처방과 사용을 감시하는 통합 시스템을 만드는 중이다. 통증이 아주 심한데 의료진이 자신을 약물 중독자로 보는 것 같다는 느낌이 든다면, 해당 병원에 처방 감시 시스템이 있는지 물어보고 그 시스템으로 처방 기록을 조회해 보라고 요구한다. (만약 통증 때문에 의사와 서약서를 쓰고 정말로 아편유사제를 사용한 경력이 있다면, 그 사실을 솔직하게 밝힌다.) 또한 자신이 특별히 어떤 약을 원하는 것이 아니고, 중독성이 없는 비마약성진통제를 처방해 줘도 아무런 불만이 없다는 점을 분명히 밝힌다. 중독 여부를 증명할 책임을 환자에게 지우려는 것이 아니다. 의사의 도움을 받기 위해 의료진을 감언이설로 부추겨야 한다는 뜻도 아니다. 그러나 때로는 의료진의 입장을 환자가 이해하고 있음을 보여주는 것만으로도, 의료진과 환자의 대화가 달라질 수 있다.

- 상황이 나아질 것 같지 않다면 다른 의료진으로 바꿔달라고 요구거나, 다른 병원으로 옮길 수 있는지 알아본다(특히 원래 다니던 병원이 있는 경우).

유색인종 여성이라면…

이 책에서 내내 살펴본 것처럼 유색인종 여성은 우리 의료 시스템에서 백인 여성에 비해 더 많은 어려움을 겪는다. 의료진이 유색인종 여성의 말에는 귀를 덜 기울이는 경향이 있으며, 유색인종 여성은 백인 여성에 비해 적절한 치료를 잘 받지 못한다.

암묵적인 편견이 걱정스럽거나 자신의 종교적·민족적 전통이 받아들여지지 않을까 봐 걱정스러운 유색인종 여성이라면 의료진과 대화할 때 추가로 몇 가지를 더 물어보는 것이 좋다. 예를 들면 다음과 같은 질문들이다.

의사 개개인에게
- "당신의 경험상 유색인종 여성의 치료 결과가 백인 환자와 똑같은 것 같은가?"
- "유색인종 여성 환자를 많이 보나?"
- "의료계의 인종적, 문화적 편견에 대해 의논하고 싶은데, 괜찮겠

는가?"

- "치료 과정에서 '나의 개인적, 문화적, 종교적 의견을' 기꺼이 수용할 수 있는가?"

병원과 응급실 등 관계자에게

- "이곳에서는 의사와 직원에게 문화적 차이에 대한 교육을 실시하는가?"
- "의사와 직원의 성별, 인종, 민족 등의 다양성은 어느 정도인가?"
- "'문화적, 종교적 차이'를 접한 경험이 있는가? 내가 특별한 요구를 하거나 의견을 내놓을 때 기꺼이 수용하겠는가?"

모르는 것이 없는 '닥터 구글'

지금 이 정보화시대에 거의 모든 사람은 진료 예약을 하기 전에 '닥터 구글'과 의논한다.

여러 면에서 이것은 좋은 일이다. 특히 여성에게 그렇다. 의사에게 어떤 질문을 던져야 하는지, 자신의 증상에서 어떤 점을 걱정해야 하는지 미리 알 수 있기 때문이다. 처방받은 약을 구글에서 찾아보고, 약물 상호작용(특히 피임방법이나 호르몬 치료제를 사용하는 경우)을 확인할 수도 있다. 어쩌면 처방받은 약, 자신의 상태, 의사도 아직 모르는 대안적인 치료법에 대한 정보까지 발견할 수 있을지도 모른다.

최근 나는 킴이라는 의대생과 커피를 마신 적이 있다. 킴은 쌍둥이 자매와 함께 타고난 유전적인 이상 때문에 QT 간격이 남들보다 길어서 고등학교 시절부터 베타차단제를 사용했다. 그러나 이 약을 사용하기 시작하고 얼마 되지 않아 킴의 쌍둥이 자매의 상태가 나빠졌다. 검사 결과 혈소판 수치가 급격히 떨어지고 있었다.

"제가 직접 조사를 좀 해봤어요." 킴이 말했다. "그랬더니 우리가 사용하던 베타차단제의 부작용 중 하나로 혈소판 수치 감소가 나와 있더라고요."

두 자매의 의사는 처음에 그녀의 말을 믿지 않았다. "저 같은 어린애가 우리 약에 대한 증거를 의사 선생님한테 내민 거니까요. 처음에는 선생님이 문전박대하다시피 했죠." 그래도 의사는 킴의 조사 결과를 보고, 시험 삼아 킴의 자매에게 잠시 약을 처방하지 않기로 했다.

"의사 선생님한테 뭔가를 가르쳐줬다고 생각하니 기분이 좋았어요." 킴이 말했다. "저와 그 문제로 처음 그렇게 대화를 나눈 뒤에는 선생님이 완전히 마음을 여셨죠. 솔직히 제가 의대에 가겠다는 결심을 굳힌 데에는 그 일의 영향도 있어요."

우리는 의사가 항상 중요한 정보를 모두 알고 있을 것이라고 생각한다. 하지만 현실은 전혀 그렇지 않다. 의학 지식은 너무 방대해서 어느 한 사람이 모든 것을 알 수가 없다. 그래서 의학이 수많은 전공과로 나뉘어 있는 것이다. 어떤 의사는 계속 포괄적인 지식을 추구하려 하고, 또 어떤 의사는 한 분야를 깊이 파고드는 쪽을 원한다. 그러나 어떤 전공을 선택하든, 최신 연구 결과를 계속 따라가는 데만도 모든 시간을 쏟아야 할 정도다.

온라인의 방대한 자료를 직접 조사하다 보면, 간혹 의사조차 모르는 사실을 발견할 때가 있다. 이건 의사의 실력이 부족하다는 뜻이 아니다. 그저 의사가 그 정보를 아직 포착하지 못했다는 뜻일 뿐이다. 내가 아는 PCP와 전문의 중에는 환자가 미리 조사한 자료를 가져오는 경우를 아주 좋아하는 사람이 많다. 환자는 자신의 상태에 초점을 맞춰 정보를 찾기 마련이므로, 포괄적이고 일반적인 자료가 아니라 한 가지를 깊이 파고들어간 자료를 가져오기 때문이다.

그러나 디지털 세계에는 돌팔이 지식도 많으니, 섣불리 결론을 내리지 말고 정보의 근거를 상세히 조사해 보아야 한다. 평판이 좋은 환자 교육 사이트만 이용하는 것도 좋은 방법이다. WebMD, 클리블랜드 클리닉, 메이요 클리닉, 국립보건원, 질병통제센터 등의 웹사이트와 Drugs.com이 여기에 속한다. 물론 SGWHC 사이트도 빼놓을 수 없다. 전문가들의 검토를 거친 논문과 과학 저널에 관심이 있다면, PubMed 같은 사이트를 방문해도 좋다.

만약 대안 치료에 관심이 있는 사람이라면, 특히 미국에서는 근거가 확실한 정보를 찾기가 힘들 수 있다. 그러나 유럽, 중국, 일본에서 점점 더 많은 연구 팀들이 침술, 기 치료, 아로마테라피 등 '대안적인' 방법들을 연구해 국제적인 학술지에 발표하고 있다. (PubMed에도 국제적인 학술지가 포함되어 있으니, 거기서부터 시작해 보자.)

여러분이 자신의 건강을 위해 인터넷을 유용하게 이용할 수 있는 방법으로는 다음과 같은 것들이 있다.

- 현재 자신의 상태에 관한 정보를 조사해서 가능한 치료법, 약, 검사 등의 목록을 작성해 의사와 의논할 자료를 만든다. 지금 받고 있는 치료가 별로 효과를 내지 못한다는 느낌이 든다면, 이런 조사가 특히 중요하다.
- 처방받은 약에 대한 정보를 특히 성차와 다른 약물과의 상호작용 중심으로 찾아본다. 예를 들어, 와파린, 리피터, 피임약을 함께 사용하는 환자라면 구글에서 '와파린과 리피터'만 간단히 검색해 봐도 이 두 약물의 상호작용에 관한 논문이 수십 개나 나올 것이다. '리피터와 피임약'을 검색하면 상호작용에 관한 정보가 또 많이 나온다. 이미 수많은 사람들이 흔하게 혼합해서 사

용하고 있는 의약품이라 해도, 학자들이 반드시 그런 혼합을 염두에 두고 연구하지는 않는다는 점을 명심해야 한다.

여성의 통증을 얕잡아보는 의료계의 경향을 감안할 때, 온라인으로 자료를 조사해 본 여성이 의료진에게 그 조사 결과와 자신의 걱정에 대해 말하지 않는다면, 의사들이 자신의 말에 귀를 기울이지 않는다는 느낌이 더 강해질 수 있다. 사실 WebMD 같은 사이트들은 거의 모든 증상에 대해 아주 무서운 원인들을 가능성 중 하나로 제시해 놓았다. 또한 환자가 이런 가능성을 진심으로 걱정해야 하는지 여부에 대해 불분명한 태도를 취할 때가 많다.

예를 들어 어떤 여성이 심한 복통으로 우리 응급실에 들어온다면, 나는 난소 낭종, 맹장염, 소장 폐색 같은 질병을 우선 생각한다. 그러나 만약 환자의 집안에 자궁암 가족력이 있다면(구글 검색 결과 환자는 자신의 증상이 자궁암의 증상과 일치할 수 있다는 결론을 얻었다), 환자는 내가 생각하는 질병들을 무시해 버릴 것이다. 의료인인 내가 환자의 가족력을 몰라서 암에 대한 그녀의 걱정에 제대로 응답하지 않는다면, 환자는 무시당한 기분을 느낄 수 있다. 나는 그 순간 최선을 다해 임무를 수행했지만 환자 입장은 다르다. 그녀가 응급실에 온 것은 단순히 배가 아파서가 아니라, 자신이 암에 걸리지 않았음을 확인하고 싶어서였기 때문이다.

여기서 우리가 얻어야 할 교훈은 이것이다. 환자가 인터넷에서 발견한 정보를 의료진에게 주저 없이 말해야 한다는 것. 환자가 스스로 자료 조사를 하는 것은 의료진의 일을 방해하는 행동이 아니다. 오히려 지식으로 무장한 환자가 의사와 더 상세한 대화를 나눌 수 있다. 만약 정말로 몸에 심각한 문제가 있는 것 같다는 생각이 든다면 인터넷 검색을 통해 두려움을 가라앉히거나 의사에게서 올바른 진단을 받는 데 필요한 정보를 구할 수도 있다.

인터넷에서 얻은 지식을 의사와의 대화에 활용하는 방법으로는 다음과 같은 것들이 있다.

- 정보를 찾은 웹사이트를 저장하거나 프린트하거나 화면을 캡처한다. 그러면 환자가 어떤 자료를 참고했는지 의사가 정확히 알 수 있다.
- 자신의 증상 중에 걱정되는 부분을 (종이나 휴대폰에) 메모해둔다. 의료진과 대화할 때 이 메모를 참고하면 반드시 말해야 하는 중요한 부분들을 깜박하고 잊는 일이 없다.

목소리 내기

이 책에서 내가 줄곧 강조했듯이, 의료계에 변화를 불러오는데 여러분이 직접 기여할 수 있는 가장 중요한 방법은 목소리를 내는 것이다. 의료진과 대화할 때 여러분이 개인적으로 이용할수 있는 몇 가지 도구를 내가 제시했지만, 그보다 더 많은 활동을 하고 싶어 하는 사람도 있을 수 있다. 여기서 우리는 변화를불러오는 운동에 참여하는 방법에 대해 이야기할 것이다.

가장 먼저 생각할 수 있는 방법은 당연히 관련 단체나 기관, 연구 등을 위한 기부다. 평판이 좋고, 전국적으로 활동하며, 여러분이 추구하는 것과 같은 가치를 지닌 기관이나 단체를 찾아본다. 미국 심장협회, 미국 암학회, 마치 오브 다임스March of Dimes 같은 단체들이 좋은 예다. 그러나 이보다 규모는 작아도 사람들의 의식을 높이고 연구에 경제적인 지원을 하는 데 훌륭한성과를 거두고 있는 단체들도 많다(예를 들어 SGWHC).

인근 대학이나 수련의 교육을 겸하는 병원의 구체적인 과에기부하는 방식으로 성차의학 연구를 지원하는 더 직접적인 방법도 있다. 자신이 지원하고 싶은 것이 구체적으로 어떤 프로젝트인지 밝히면 된다. 아니면 새로운 펠로를 교육하는 자금을 지원할 수도 있다. 환자보호재단 같은 단체를 통해 각자 살고 있는지역에서 환자 서비스를 직접 지원하는 것도 가능하다.

많은 사람이 기부를 선택하기는 하지만, 돈을 기부하는 것은 의료계의 변화에 기여하는 방법 중 하나일 뿐이다. 혼자서든 아니면 비슷한 생각을 지닌 사람들과 함께든, 여러분은 의학에서 성차가 중요한 이유를 널리 퍼뜨리는 데 각자 한몫을 할 수 있다.

비용은 전혀 들지 않지만 엄청난 효과를 낼 수 있는 방법을 아래에 몇 가지 제시했다.

- 의학 연구를 위한 시험에 참여한다. 현재 사용 중인 약, 치료법, 치료 절차가 여성에게 어떤 영향을 미치는지 알아내려면 여성들이 연구에 참여해야 한다. 연구에 참여하는 데 드는 비용과 교통비까지 제공해 주는 곳도 많다.
- 지원 단체에 참여한다(자신이 직접 만들 수도 있다). 자신의 건강 상태와 치료 과정에서 겪은 일에 대해 다른 사람들과 이야기하며 자신이 혼자가 아님을 느끼는 것은 가치를 헤아릴 수 없이 중요한 일이다. 단체의 회원들과 분담해서 조사를 할 수도 있고, 의료진이나 병원을 상대하면서 경험한 일을 서로 공유할 수도 있고, 자신이 활동하는 분야의 연구자들과 연락할 수도 있다.
- 지역신문이나 관련 온라인 매체에 글을 기고한다. 여러분의 경험, 의문, 생각을 담은 글을 통해 다른 환자들이 도움을 얻을

수 있을 뿐만 아니라, 의료인과 의료시설도 지속적인 발전을 위해 어디에 초점을 두어야 하는지 깨달을 수 있다.

- 소셜미디어를 이용해 자신의 이야기를 알리고, 비슷한 경험을 한 사람들을 만나고, 비슷한 생각을 지닌 전 세계 사람들과 연락한다.

- 병원 관리자들을 만나 자신의 경험과 걱정을 알린다. 대부분의 병원에는 그 병원의 '대외적인 얼굴'을 만들어내는 언론 담당이나 홍보 담당 직원이 있다. 의료진이 자신의 말에 귀를 기울이지 않는다는 느낌이 들거나 다른 불만이 있다면 그런 직원을 찾아가는 것이 좋은 방법이다.

어느 방법을 택하든, 여성으로서 의료계를 향해 목소리를 내는 것이 중요하다는 점을 항상 기억해야 한다. 여러분의 참여, 기부, 이야기가 열쇠가 되어 다른 사람들이 꼭 필요한 치료를 받게 될 수도 있다.

핵심 요약

- 치료 결과를 결정하는 열쇠는 환자가 의료진에게 갖는 신뢰다. PCP를 비롯한 중요 의료진과 진지한 대화를 나누면서 자신의 의문과 걱정을 자유롭게 말할 수 있는 관계를 맺는 것이 중요하다.

- 성차와 관련된 검사, 치료 절차, 처방약, 약의 사용량 등에 대해 항상 의료 진에게 묻는다. 이것이 물꼬가 되어 여러분 각자의 독특한 체질에 가장 잘 맞는 건강 관리법에 대한 대화를 나눌 수 있을 것이다.
- 진료나 입원 전에 미리 계획을 해두면 최대한 좋은 치료 결과를 얻는 데 도움이 된다. 휴대폰에 자신의 건강 관련 정보 저장하기, 사용 중인 약과 사용량 목록을 작성하기, 자신에 대해 잘 알고 유능한 사람을 보호자로 지정하기 같은 간단한 일만으로도 최고의 치료를 받을 수 있다.
- 인터넷으로 미리 검색해 본다. 그러나 가장 좋은 정보를 얻을 수 있는 방식으로 해야 한다. 그리고 이 정보를 의료진에게 거리낌 없이 이야기한다. 누가 알겠는가. 어쩌면 여러분이 의사에게 한 수 가르쳐줄 수도 있다!
- 무엇보다 중요한 것은 스스로 목소리를 내는 것이다. 자신의 몸과 건강에 관한 한 다른 사람이 더 큰 목소리를 내게 하면 안 된다.

몇 달 전 우리 어머니가 아버지와 함께 쇼핑을 하다가 호흡곤란, 가슴 부위의 불편함, 피로감 등의 증상을 나타냈다. 아버지가 가까이에 있던 경비원에게 알리자, 경비원은 쇼핑몰의 응급구조사를 호출했다.

현장으로 달려온 응급구조사는 어머니에게 질문을 한바탕 쏟아냈다. "가슴이 짜부라지는 것 같습니까? 통증이 왼팔을 타고 내려가나요?"

겁이 나는 와중에도 성격이 죽지 않은 우리 어머니는 눈을 가늘게 뜨고 이렇게 선언했다. "여자들의 심장발작은 그렇지 않아요!"

"그럼 여성들의 심장발작은 어떻습니까?" 당황한 기색이 역력한 응급구조사가 물었다.

어머니는 곧장 그에게 한 수 가르쳐주기 시작했다.

대화가 끝날 무렵, 응급구조사는 어머니가 이 분야를 정말로 잘 아는 사람이라고 믿었다. 어머니의 증상도 점점 나아졌다. 그래서 큰 병원으로 가는 대신 어머니는 PCP에게 연락했고, 의사는 그날 오후에 진료가 가능하다고 말했다.

어머니는 응급구조사와 헤어지기 전에 앞으로 또 여성 심장발작 환자를 만났을 때 실수하면 안 되니까 응급의학에서 성차 분야를 조사해 보겠다는 약속을 받아냈다.

다행히 어머니는 건강하시다. 나는 어머니가 그렇게 스스로 건강을 지킨 것이 자랑스럽다. 어머니와 나는 당시 병을 진단하겠다고 엉뚱한 일에 시간을 낭비하지 않은 것이 빠른 회복에 어느 정도 영향을 미쳤다고 본다. 어머니는 여성 특유의 심장발작 증상과 징조를 알고 있었으므로 의료진과 정확하고 명확하게 의견을 주고받을 수 있었다.

이 이야기는 성차에 대한 지식으로 무장한 여성 환자가 현재의 의료 시스템에서 자신이 받는 치료를 당장 바꿔놓을 수 있음을 보여주는 완벽한 사례다. 여러분도 이 책에서 배운 지식을 현실에서 자신이나 가까운 사람을 위해 이용할 수 있다.

내가 지적했듯이, 의료계 내부에서는 이미 변화가 일어나고 있다. 속도는 느려도 이미 공은 구르기 시작했다. 변화는 불가피한 일이다. 예전 상태로 돌아갈 수도 없고, 이미 알게 된 지식을 모조리 잊어버릴 수도 없다.

우리가 변화를 위해 노력하고 있으니 독자 여러분은 의학에 대한 믿음을 잃지 말았으면 한다. 과학은 놀랍지만, 때로 오류를 저지르며 발전한다. 매일 일터에서 인간의 몸을 다루는 우리들은 항상 새로운 지식과 발전을 향해 나아가고 있다.

이 역동적인 시기에 내가 성차의학의 최전선에 서 있다는 사실은 영광과 전율을 동시에 안겨준다. 우리는 그 어느 때보다 많은 것을 배우고 있다. 지난 10여 년 동안의 모든 연구, 교육, 토론이 이제 마침내 열매를 맺기 시작했다. 내 동료들도 분명히 나만큼 기대에 차 있다. 그러나 여성의 몸이 남성의 몸만큼 존중받고, 여성의 몸에 대한 연구가 많이 시행되고, 훌륭한 치료 또한 이루어지게 하려면 아직도 갈 길이 멀다. 배워야 할 것도 많고, 수정해야 할 잘못된 지식도 많다. 우리는 그런 변화가 개인의 건강과 사회의 건강에 가져올 영향을 기꺼이 받아들일 것이다.

혁명은 어느 한 사람 또는 미래를 볼 줄 아는 소수의 사람들로부터 시작될 수 있다. 그러나 그들로만 혁명이 완성되지는 않는다. 우리 모두가 각자 깨달음을 얻는 순간, 자신의 몸에 대한 지식, 전문적인 경험을 이용해서 의료계에 폭포처럼 연달아 들이치는 변화를 일으킬 수 있다.

나 혼자서는 할 수 없는 일이다. 여성들이 여성의 건강을 위해 긍정적이고 지속적인 변화를 스스로 일으킬 힘이 있음을 깨닫는다면, 나 혼자 고군분투하지 않아도 될 것이다. 우리는 함께 한 번에 한 걸음씩 앞으로 나아갈 것이다.

여러분의 건강을 기원하며,

앨리슨 맥그리거 박사

이 책이 만들어지는 데 수많은 사람의 도움이 있었다. 그들 모두에게 감사한다.

내 대리인인 앤드루 스튜어트는 오래전 내게 책을 쓰자는 아이디어를 내놓았다. 그 뒤로 내가 준비가 될 때까지 참을성 있게 기다려준 것에 감사한다.

처음 이 책에 대한 아이디어를 나와 함께 구상한 브루스 베커 박사는 사실을 알리는 것 못지않게 내 이야기를 들려주는 것도 중요하다는 점을 깨닫게 해주었다.

아셰트 출판사의 출판 팀, 특히 내 책의 담당 편집자 르네는 나만큼이나 열정적인 태도로 이 책을 대했다. 내가 전하고자 하는 메시지를 응원해 주고, 그 메시지가 널리 전달될 수 있게 해준 것에 감사한다.

나의 집필 파트너인 브리나 헤인스가 없었다면 이 책은 결코 세상에 나오지 못했을 것이다. 나 자신만을 위해서가 아니라 전 세계에 널리 알려져야 할 메시지를 위해 함께해준 것에 감사한다. 헤인스는 전문 지식, 유쾌함, 웃음을 아낌없이 베풀며 나를 이끌었다. 헤인스 덕분에 나는 이 책을 즐겁게 쓸 수 있었다!

귀한 시간과 기운을 쏟아 이 책의 원고를 읽어주고, 논평을 해주고, 내가 모르는 부분을 지적해 준 여러 사람에게 감사한다. 레사 E. 루이스 박사, 에스더 K. 추 박사, 셰릴 L. 헤론 박사, 랄레 가라바기안 박사, 태니샤 윌슨 박사. 우리의 집단지성이 지닌 힘이 고마울 뿐이다.

이 책의 지평을 넓히는 데 지식을 빌려준 의사들에게 감사한다. 바바라 로버츠 박사, 바스마 사프다르 박사, 샤론 헤이스 박사, 폴라 J. 래코프 박사, 린지 J. 구린 박사, C. 노엘 베어리 머즈 박사. 이들은 이 책을 읽을 모든 독자와 내게 지혜를 나눠주었다.

나와 이 여정을 함께해준 나의 모든 동료들, 특히 마조리 R. 젠킨스 박사에게 감사한다. 그들은 국내와 국제 무대에서 서로 협력하며 여성의 몸에 대한 우리의 지식을 재구성할 수 있게 도와주었다. 나는 그들에게 무한히 많은 것을 배웠다.

이 분야에서 일하는 용감한 동료, 교수, 레지던트, 의대생, 학부생, 위원회에서 활동하는 사람, 단체를 이끄는 사람에게 감사한다. 이들이 기존의 시스템을 바꾸기 위해 지금까지 해왔고 앞으로도 계속할 모든 일에 감사한다. 평등은 반드시 이뤄야 하는 일이다. 평등이 곧 모두의 건강 증진으로 이어지기 때문이다.

브라운 대학교 워런 앨퍼트 의대(내가 의학 교육을 마친 뒤로 줄곧 나의 학문적 고향이다)와 응급의학과에서 일하는 교수진과 지도자들에게 감사한다. 그들은 내가 전인미답의 분야를 계속 연구할 수 있게 허용해 주었다. 응급의학과에 처음으로 성차부를 만들 수 있게 지원해 준 덕분에, 나는 연구, 교육, 목소리 내기의 틀을 짤 수 있었다.

멀리, 또는 가까이에 사는 내 친구들에게 감사한다. 나를 만나주고, 내 말을 들어주고, 나를 사랑해 주는 사람들이다. 모든 훌륭한 혁명가에게는 이야기를 듣고 의견을 말해 주는 사람이 필요한데, 내게는 에린 새리스가 바로 그런 사람이다. 우리는 유아원에서 처음 만난 즉시 '영원한 절친'이 되었다. 에린은 내가 인생, 정치, 여성주의 이론에 대해 이야기하고 싶을 때 항상 찾는 사람이다. 케리 이아롱고와 줄스 와인버그에게도 감사한다. 칵테일파티든 저녁 식사든 결혼식이나 장례식이든 졸업식이든 휴일에든 만날 기회가 있을 때마다 두 사람은 성차에 대한 나의 일장 연설을 들어주고, 현명한 조언과 공감을 표현해 주었다.

가족들에게 깊은 사랑과 감사를 바친다. 가족들이 없었다면 나는 여기까지 오지 못했을 것이다. 어머니 조앤과 아버지 피터는 사랑과 응원을 내게 쏟았다. 나는 복권에 당첨된 행운아와 같다. 이 세상에서 내가 무엇이든 할 수 있다는 점을 일깨워주고, 성공할 수 있는 도구를 안겨준 것에 감사한다. 로빈과 스콧은 우리 집에서 최고의 치어리더다. 무슨 일이 있든 항상 내 옆에 있어주는 사람들이기도 하다. 내 남편의 가족인 낸시와 제리도 내게 놀라운 지지와 애정을 주었다.

마지막으로 남편 에릭에게 감사한다. 그의 통찰력과 사랑은 여러 면에서 나를 드높여준다. 이 여정을 나와 함께해준 것에 감사한다. 우리가 대학을 갓 졸업하고 의대에 들어가려고 공부할 때부터, 그 뒤 응급의학을 함께 공부하다가 의료계를 개선하는 방법을 연구할 때에도 에릭은 항상 나를 응원해 주었다. 목소리를 내라고, 내가 하려는 일을 계속 추구하라고, 목소리를 내고 싶어 하는 사람들을 대변해 주라고. 난 항상 에릭(과 우리 개 올리브, 페타, 바질)을 사랑한다.

부록 A

개인 의료기록

환자가 자신의 의료 관련 정보를 모두 아래에 기입한다. 의료
진을 만날 때 이 기록을 복사하거나 찢어서 항상 가지고 가거나,
www.alysonmcgregor.com/personal-med-rec에서 PDF 버
전을 다운로드받을 수 있다.

이름　　　　　　　　　_____

생물학적 성별　　　　　_____

현재의 성별/젠더　　　　_____

▶ 현재의 1차 진료의(PCP)

이름　　　　　　　　　_____

주소 _____

전화번호 _____

이메일 _____

▸현재의 담당 전문의와 PCP 이외의 의사(해당 인원 모두 기입)

이름 _____

주소 _____

전화번호 _____

이메일 _____

▸가장 최근의 월경일 _____

자신의 전형적인 월경/월경 전 증상

_____

▸현재 사용 중인 피임방법

피임약, 체내 삽입물, 자궁내 장치, 콘돔 등 모든 형태의 피임방법 포함

_____

▸현재의 건강상태/진단명

_____

▸수술 이력　　　　_____

▸최근 병원을 방문한 적이 있는가?

1차 진료의, 전문의, 응급실, 긴급 치료센터 등의 진료를 모두 기입.

_____

▸최근에 받은 검사와 그 결과

X레이, CT 검사, 초음파, 심전도, MRI, 스트레스 검사 등

_____

▸현재와 과거의 약물 사용 이력

정기적으로 복용하지 않는 처방약도 포함

약 이름	복제약 여부 (예/아니오)	사용량 (mg/mcg)	사용 빈도 (하루에 몇 _회)	비고

▶ 처방전 없이 사용 중인 약

진통제, 알레르기약, 감기약, 약초 추출 보조제, 비타민, CBD 제품 등

보조제/ 약 이름	사용량 (mg/mcg)	사용 빈도 (하루에 몇 _회)	비고

▶ 알레르기

음식, 의약품, 기타 물질에 대한 알레르기

알레르기	전형적인 증상

▶ 현재의 건강상태

진단받은 질병(예를 들어 당뇨병, 미세혈관 질환 등), 정신 건강 관련 진단명(예를 들어 불안증, 우울증 등), 통증 상태 등 포함. 현재의 증상들이 몸과 마음에 어떻게 느껴지는지 최대한 정확히 설명한다.

상태	본인이 느끼는 전형적인 증상

▶ 약물과 알코올

술(포도주, 맥주, 화주), 마리화나*, 기타 즐기기 위해 사용하는 물질

물질 이름	사용 빈도(___회/1일, 1주, 1개월)

습관적으로 담배를 피웁니까?　　　예 _____ 아니오 _____

모임에서만 담배를 피웁니까?　　　예 _____ 아니오 _____

　1일/1주의 흡연량　　　　　　　(하루에 몇 _____회)

전자 담배를 사용합니까?　　　　　예 _____ 아니오 _____

　만약 사용한다면 사용 빈도는?　(하루에 몇 _____회)

사용 중인 전자 담배의 성분은?

　　　　　　　　　THC*　예 _____ 아니오 _____

　　　　　　　　　CBD*　예 _____ 아니오 _____

　　　　　　　　니코틴　예 _____ 아니오 _____

(*표는 한국 내에서는 사용이 금지된 약물이다-편집자 주)

부록 B

병원 갈 때 챙겨야 할 질문들

의사를 만나러 갈 때 이 부분을 찢어서 가져가면 대화에 도움이 될 것이다. www.alysonmcgregor.com/questions-list에서 이 질문 목록을 내려받아 프린트해도 된다.

더 완전한 질문 목록과 관련 내용은 10장에 있다.

1차 진료의(PCP)에게 할 질문

• "내 또래 여성들을 위해 다음과 관련해서 가장 최근에 나온 권고는 무엇인가?"

   - 연례 검진과 혈액검사

   - 유방 검진(유방촬영 포함)

- 대장내시경

- 자궁암 검사

- 기타 정기 검사

• "위의 검사들을 얼마나 자주 해야 하는가? 그 이유는?"

• "여기서 자궁암 검사, 골반 검진, 유방 검진을 받을 수 있는가? 아니면 따로 산부인과를 찾아가야 하는가?" (모든 PCP가 이런 검진을 하지는 않는다.)

• "당신 분야에서 성차에 대해 가장 최근에 나온 연구 결과를 알고 있는가?"

• "당신의 환자 중 여성 환자와 유색인종 환자의 치료 결과가 남성 환자와 같은가?"

구체적인 의학적 주제에 관해 PCP에게 할 질문

• "의학적으로 현재 나의 상태가 어떤가?" ("제가 이해할 수 있게 쉬운 말로 설명해 주시겠어요?" 이런 말을 하는 걸 어려워하면 안 된다.)

• "이 처방약의 예상 효과가 무엇인가? 내가 경계해야 하는 부작용이 있는가? 나의 성별, 연령, 몸무게, 건강상태를 고려했을 때 내게 잘 맞는 사용량인가?"

전문의에게 할 질문

• "당신의 분야에서 나타나는 성차를 연구한 적이 있는가?"

- "내 병력과 체질을 고려해서 이 검사/치료법을 추천한 건가?"
- "당신의 환자들 중 남녀 사이에 치료 결과의 차이가 있는가?"
- "만약 이 검사에서 우리가 원하는 답을 얻지 못한다면 어떤 대안이 있는가?"
- "내가 여자로서 미리 알아두어야 하는 이 검사/치료법의 부작용은 무엇인가?"
- "내 피임약/임신/모유수유/호르몬대체요법이 이 검사/치료법에 영향을 미치는가?"

PCP와 약을 처방하는 전문의에게 약과 관련해서 할 질문

- "내가 사용하는 약이 나의 성별, 인종/민족, 연령에 맞는가?"
- "내 성별에 맞는 용량을 사용하고 있는가, 아니면 처방전의 용량을 조정할 필요가 있는가?"
- "이 약은 여성을 상대로 임상시험이 실시된 것인가? 만약 실시되었다면, 사용량과 관련해서 내가 알아두어야 할 별도의 지침이 있는가?
- "이 처방약이 내가 사용하는 피임방법이나 호르몬대체요법에 영향을 미치는가?"
- "이 약은 복제약인가? 만약 그렇다면 이 약이 내게 어떤 영향을 미치는가? 이 복제약은 여성을 상대로 연구가 시행된 것인가?"
- "이 약이 QT 간격을 늘이는가? 내가 사용하는 다른 약들을 감

안할 때, 이것이 내게 어떤 영향을 미칠 수 있는가?"

- "이 복제약을 사용하기 시작한 뒤로 몸 상태가 조금 달라졌다. 예전에 사용하던 약만큼 신진대사가 잘 되지 않는 것 같아서 걱정이다. 가격이 적당한 다른 약은 없는가?"

진통제를 처방받을 때 할 질문

- "이것은 아편제로 간주되는 약인가?"
- "통증이 있을 때만 이 약을 사용해야 하나?"
- "아편제 등 중독성이 있는 약을 대체할 수 있는 약의 목록을 줄 수 있는가?"

유색인종 여성으로서 할 질문

의사 개개인에게

- "당신의 경험상 유색인종 여성의 치료 결과가 백인 환자와 똑같은 것 같은가?"
- "유색인종 여성 환자를 많이 보는가?"
- "의료계의 인종적, 문화적 편견에 대해 당신과 의논하고 싶은데, 괜찮겠는가?"
- "치료 과정에서 '나의 개인적, 문화적, 종교적 의견을' 기꺼이 수용할 수 있는가?"

병원과 응급실 등 관계자에게

- "이곳에서는 의사와 직원에게 문화적 차이에 대한 교육을 실시하는가?"

- "의사와 직원의 성별, 인종, 민족 등의 다양성은 어느 정도인가?"

- "문화적, 종교적 차이'를 접한 경험이 있는가? 내가 특별한 요구를 하거나 의견을 내놓을 때 기꺼이 수용하겠는가?"

1장

1   A. H. E. M. Maas and Y. E. A. Appelman, "Gender Differences in Coronary Heart Disease," *Netherlands Heart Journal* 18, no. 12 (2010): 598-602, https://www.ncbi.nlm.nih.gov/pmc/articles/PMC3018605.

2   Steven R. Messé et al., "Why Are Acute Ischemic Stroke Patients Not Receiving IV tPA? Results from a National Registry," *Neurology* 87, no. 15 (2016): 1565-1574. doi: 10.1212/WNL.0000000000003198; American Academy of Neurology (AAN), "Women, Minorities May Be Undertreated for Stroke," *ScienceDaily*, https://www.sciencedaily.com/releases/2016/09/160914172413.htm.

3   Romy Ubrich et al., "Sex Differences in Long-Term Mortality Among Acute Myocardial Infarction Patients: Results from the ISAR-RISK and ART Studies," *PLOS ONE* 12, no. 10 (2017): e0186783. doi: 10.1371/journal.pone.0186783; Technical University of Munich (TUM), "Women More Likely to Die in the First Year After a Heart Attack," *ScienceDaily*, https://www.sciencedaily.com/releases/2017/10/171025105045.htm.

2장

1   Katherine A. Liu and Natalie A. Dipietro Mager, "Women's Involvement in Clinical Trials: Historical Perspective and Future Implications," *Pharmacy Practice* (Granada) 14, no. 1 (2016): 708. doi: 10.18549/PharmPract.2016.01.708.

2   M. S. Arruda et al., "Time Elapsed from Onset of Symptoms to Diagnosis

of Endometriosis in a Cohort Study of Brazilian Women," *Human Reproduction* 18, no. 4 (2003): 756-759. doi: 10.1093/HumRep/deg136; G. K. Husby, R. S. Haugen, and M. H. Moen, "Diagnostic Delay in Women with Pain and Endometriosis," *Acta Obstetricia et Gynecologica Scandinavica* 82, no. 7 (2003): 649-653, https://www.ncbi.nlm.nih.gov/pubmed/12790847.

3   Janet Woodcock, MD, John Whyte, MD, MPH, and Milena Lolic, MD, MS, "2017 Drug Trials Snapshot Summary Report," US Food and Drug Administration, January 2017, https://www.fda.gov/media/112373/download.

4   Natalie Jacewicz, "Why Are Health Studies So White?," *The Atlantic*, June 16, 2016, https://www.theatlantic.com/health/archive/2016/06/why-are-health-studies-so-white/487046.

5   Steven R. Messé et al., "Why Are Acute Ischemic Stroke Patients Not Receiving IV tPA? Results from a National Registry," *Neurology* 87, no. 15 (2016): 1565-1574. doi: 10.1212/WNL.0000000000003198; American Academy of Neurology (AAN), "Women, Minorities May Be Undertreated for Stroke," *ScienceDaily*, https://www.sciencedaily.com/releases/2016/09/160914172413.htm.

6   C. R. Bankhead et al., "Identifying Symptoms of Ovarian Cancer: A Qualitative and Quantitative Study," *BJOG* 115, no. 8 (2008): 1008-1014. doi: 10.1111/j.1471-0528.2008.01772.x.

7   Ronald Wyatt, MD, MHA, "Pain and Ethnicity," *AMA Journal of Ethics* 15, no. 5 (2013): 449-454. doi: 10.1001/virtualmentor.2013.15.5.pfor1-1305.

3장

1   Thomas Emil Christensen et al., "Neuroticism, Depression and Anxiety in Takotsubo Cardiomyopathy," *BMC Cardiovascular Disorders* 16 (2016): 118. doi: 10.1186/s12872-016-0277-4.

2   Oras A. Alabas et al., "Sex Differences in Treatments, Relative Survival,

and Excess Mortality Following Acute Myocardial Infarction: National Cohort Study Using the SWEDEHEART Registry," *Journal of the American Heart Association* 6, no. 12 (2017). doi: 10.1161/JAHA.117.007123.

3 "Women and Heart Disease," Centers for Disease Control and Prevention, page last reviewed May 2019, https://www.cdc.gov/heartdisease/women.htm.

4 Randy Young, "The Way to Women's Heart Health," Cardiovascular Business.com, January 7, 2019, https://www.cardiovascularbusiness.com/topics/structural-congenital-heart-disease/way-womens-heart-health.

5 "AHA Guidelines Recognize Preeclampsia as CVD Risk Factor," Pre eclampsia.org, last updated February 2014, https://www.preeclampsia.org/the-news/53-health-information/517-aha-guidelines-recognize-preeclampsia-as-cvd-risk-factor; Cheryl Bushnell, MD, MHS, FAHA et al., "Guidelines for the Prevention of Stroke in Women: A Statement for Healthcare Professionals from the American Heart Association/ American Stroke Association," *Stroke* 45, no. 5 (2014): 1545-1588. doi: 10.1161/01.str.0000442009.06663.48.

6 "The Cardiac Risks of Rheumatoid Arthritis," Cleveland HeartLab. August 7, 2017, http://www.clevelandheartlab.com/blog/the-cardiac-risks-of-rheumatoid-arthritis.

7 Deborah P. M. Symmons and Sherine E. Gabriel, "Epidemiology of CVD in Rheumatic Disease, with a Focus on RA and SLE," *Nature Reviews Rheumatology* 7 (2011): 399-408, https://www.nature.com/articles/nrrheum.2011.75.

8 Una McCann, MD, "Anxiety and Heart Disease," Johns Hopkins Medicine, https://www.hopkinsmedicine.org/heart_vascular_institute/clinical_services/centers_excellence/womens_cardiovascular_health_center/patient_information/health_topics/anxiety_heart_disease.html.

9 Olivia Remes, Carol Brayne, Rianne van der Linde, and Louise Lafortune, "A Systematic Review of Reviews on the Prevalence of Anxiety Disorders in Adult Populations," *Brain and Behavior* 6, no. 7 (2016), e00497, doi:

10.1002/brb3.497.

10   "The Link Between Anxiety and Heart Disease," Magnolia Regional Health Center, December 18, 2017, https://www.mrhc.org/blog/heart-disease/ the-link-between-anxiety-heart-disease.

11   "New Study: Women More Likely to Die After a Heart Attack Due to Unequal Treatment," World Heart Federation, January 10, 2018, https:// www.world-heart-federation.org/news/new-study-women-likely-die-heart-attack-due-unequal-treatment; Oras A. Alabas et al., "Sex Differences in Treatments, Relative Survival, and Excess Mortality Following Acute Myocardial Infarction: National Cohort Study Using the SWEDEHEART Registry," *Journal of the American Heart Association* 6, no. 12 (2017). doi: 10.1161/JAHA.117.007123.

12   P. Dewan, "Differential Impact of Heart Failure with Reduced Ejection Fraction on Men and Women," *Journal of the American College of Cardiology* 73, no. 1 (2019): 29-40. doi: 10.1016/j.jacc.2018.09.081.

13   Jason Kashdan, "Healthy Heart May Help Men Battle Cancer, Study Finds," *CBS News*, March 27, 2015, https://www.cbsnews.com/news/cancer-study-men-finds-cardio-exercise-may-reduce-risk-cancer-death-risk. Dr. David Agus is the commentator. Mention happens at 1:00 with a question from the anchor.

14   Laura F. DeFina et al., "Association of All-Cause and Cardiovascular Mortality with High Levels of Physical Activity and Concurrent Coronary Artery Calcification," *JAMA Cardiology* 4, no. 2 (2019):174-181. doi:10.1001/ jamacardio.2018.4628.

15   Gretchen Reynolds, "Can You Get Too Much Exercise? What the Heart Tells Us," *New York Times*, February 6, 2019, https://www.nytimes. com/2019/02/06/well/move/can-you-get-too-much-exercise-what-the-heart-tells-us.html.

16   A. M. Napoli, E. K. Choo, and A. McGregor, "Gender Disparities in Stress Test Utilization in Chest Pain Unit Patients Based upon the Ordering Physician's Gender," *Critical Pathways in Cardiology* 13, no. 4 (2014):152-

155. doi: 10.1097/HPC.0000000000000026.

17 Napoli, Choo, and McGregor, "Gender Disparities in Stress Test Utilization."

18 Randy Young, "The Way to Women's Heart Health," Cardiovascular Business.com, January 7, 2019, https://www.cardiovascularbusiness.com/topics/structural-congenital-heart-disease/way-womens-heart-health; L. S. Mehta et al., "Acute Myocardial Infarction in Women: A Scientific Statement from the American Heart Association," *Circulation* 133, no. 9 (2016): 916-947. doi: 10.1161/CIR.0000000000000351.

19 Hypothermia After Cardiac Arrest Study Group, "Mild Therapeutic Hypothermia to Improve the Neurologic Outcome After Cardiac Arrest," *New England Journal of Medicine* 346 (2002): 549-556. doi: 10.1056/NEJM oa012689.

20 Jessica E. Morse et al., "Evidence-Based Pregnancy Testing in Clinical Trials: Recommendations from a Multi-Stakeholder Development Process," *PLOS ONE* 13, no. 9 (2018): e0202474. doi: 10.1371/journal.pone.0202474.

21 Meytal Avgil Tsadok, PhD, et al., "Sex Differences in Dabigatran Use, Safety, and Effectiveness in a Population-Based Cohort of Patients with Atrial Fibrillation," *Circulation: Cardiovascular Quality and Outcomes* 8 (2015): 593- 599. doi: 10.1161/CIRCOUTCOMES. 114.001398.

22 "Women and Stroke," CDC.gov, https://www.cdc.gov/stroke/docs/women_stroke_factsheet.pdf.

23 "Women and Stroke."

24 Caroline Cassels, "ISC 2009: Women with Stroke, TIA, More Likely Than Men to Report Mental Status Change," *Medscape*, February 24, 2009, https://www.medscape.com/viewarticle/588640.

25 T. E. Madsen et al., "Analysis of Tissue Plasminogen Activator Eligibility by Sex in the Greater Cincinnati/Northern Kentucky Stroke Study," *Stroke* 46, no. 3 (2015): 717-721. doi: 10.1161/STROKEAHA.114.006737.

26 Mathew Reeves, PhD, et al., "Sex Differences in the Use of Intravenous rt-PA Thrombolysis Treatment for Acute Ischemic Stroke: A Meta-

Analysis," *Stroke* 40 (2009): 1743-1749, https://www.ahajournals.org/doi/pdf/10.1161/STROKEAHA.108.543181.

4장

1   M. Manteuffel et al., "Influence of Patient Sex and Gender on Medication Use, Adherence, and Prescribing Alignment with Guidelines," *Journal of Women's Health* 23, no. 2 (2014): 112-199. doi: 10.1089/jwh.2012.3972.

2   Giselle Sarganas, "Epidemiology of Symptomatic Drug-Induced Long QT Syndrome and Torsade de Pointes in Germany," *EP Europace* 16, no. 1 (2014): 101-108. doi: 10.1093/europace/eut214.

3   Teresa Chu, PhD, "Gender Differences in Pharmacokinetics in Pharmacology," *U.S. Pharmacist* 39, no. 9 (2014): 40-43.

4   "Absorption Rate Factors," University of Notre Dame, https://mcwell.nd.edu/your-well-being/physical-well-being/alcohol/absorption-rate-factors.

5   "GAO-01-286R Drug Safety: Most Drugs Withdrawn in Recent Years Had Greater Health Risks for Women," GAO.gov, https://www.gao.gov/assets/100/90642.pdf.

6   Jo Jones et al., "Current Contraceptive Use in the United States, 2006-2010, and Changes in Patterns of Use Since 1995," *National Health Statistics Reports* 60 (2012), https://www.cdc.gov/nchs/data/nhsr/nhsr060.pdf.

7   David J. Waxman and Minita G. Holloway, "Sex Differences in the Expression of Hepatic Drug Metabolizing Enzymes," *Molecular Pharmacology* 76 (2009): 215-228, https://www.ncbi.nlm.nih.gov/pubmed/19483103.

8   Francis Collins, "We Need Better Drugs—Now," TED, April 2012, https://www.ted.com/talks/francis_collins_we_need_better_drugs_now.

9   "FDA Adverse Event Reporting System (FAERS) Public Dashboard," FDA.gov, https://www.fda.gov/drugs/guidancecomplianceregulatoryinformation/surveillance/adversedrugeffects/ucm070093.htm.

10 Paul M. Ridker, "The JUPITER Trial: Results, Controversies, and Implications for Prevention," *Circulation: Cardiovascular Quality and Outcomes* 2 (2009): 279-285. doi: 10.1161/CIRCOUTCOMES.109.868299.

11 Pamela E. Scott et al., "Participation of Women in Clinical Trials Supporting FDA Approval of Cardiovascular Drugs," *Journal of the American College of Cardiology* 71, no. 18 (2018). doi: 10.1016/j.jacc.2018.02.070.

12 "Lisinopril—Drug Summary," PDR.net, https://www.pdr.net/drug-summary/Prinivil-lisinopril-376.

13 D. M. Rabi, MD MSc, et al., "Reporting on Sex-Based Analysis in Clinical Trials of Angiotensin-Converting Enzyme Inhibitor and Angiotensin Receptor Blocker Efficacy," *Canadian Journal of Cardiology* 24, no. 6 (2008): 491-496. https://www.ncbi.nlm.nih.gov/pmc/articles/PMC2643194.

14 Helen M. Pettinati, PhD, et al., "Gender Differences with High Dose Naltrexone in Cocaine and Alcohol Dependent Patients," *Journal of Substance Abuse Treatment* 34, no. 4 (2008): 378-390. doi: 10.1016/j.jsat.2007.05.011.

15 M.-L. Chen et al., "Pharmacokinetic Analysis of Bioequivalence Trials: Implications for Sex-Related Issues in Clinical Pharmacology and Biopharmaceutics," *Clinical Pharmacology & Therapeutics* 68, no. 5 (2000): 510-521. doi: 10.1067/mcp.2000.111184.

16 G. Koren, H. Nordeng, and S. MacLeod, "Gender Differences in Drug Bioequivalence: Time to Rethink Practices," *Clinical Pharmacology & Therapeutics* 93, no. 3 (2013): 260-262. doi: 10.1038/clpt.2012.233.

5장

1 Gunilla Risberg, Eva E. Johansson, and Katarina Hamberg, "A Theoretical Model for Analysing Gender Bias in Medicine," *International Journal for Equity in Health* 8, no. 28 (2009). doi:10.1186/1475-9276-8-28.

2 B. G. Kane et al., "Gender Differences in CDC Guideline Compliance for

STIs in Emergency Departments," *Western Journal of Emergency Medicine* 18, no. 3 (2017): 390-397. doi: 10.5811/estjem.2016.12.32440.

3   David Gomez, MD, PhD, et al., "Gender-Associated Differences in Access to Trauma Center Care: A Population-Based Analysis," *Surgery* 152, no. 2 (2012): 179-185. doi: https://doi.org/10.1016/j.surg.2012.04.006.

4   A. Gupta et al., "Gender Disparity and the Appropriateness of Myocardial Perfusion Imaging," *Journal of Nuclear Cardiology* 18, no. 4 (2011): 588-594. doi: 10.1007/s12350-011-9368-x; A. M. Chang et al., "Gender Bias in Cardiovascular Testing Persists After Adjustment for Presenting Characteristics and Cardiac Risk," *Academic Emergency Medicine* 14, no. 7 (2007): 599-605. doi: 10.1197/j.aem.2007.03.1355.

5   J. H. Pope et al., "Missed Diagnoses of Acute Cardiac Ischemia in the Emergency Department," *New England Journal of Medicine* 342, no. 16 (2000): 1163-1170. doi: 10.1056/NEJM200004203421603.

6   Rohit Verma, Yatan Pal Singh Balhara, and Chandra Shekhar Gupta, "Gender Differences in Stress Response: Role of Developmental and Biological Determinants," *Industrial Psychiatry Journal* 20, no. 1 (2011): 4-10. doi: 10.4103/0972-6748.98407.

7   Suzanne B. Feinstein, PhD, and Brian A. Fallon, MD, MPH, "Don't Be Fooled by Hypochondria," *Current Psychiatry* 2, no. 9 (2003): 27-39, https://www.mdedge.com/psychiatry/article/59754/anxiety-disorders/dont-be-fooled-hypochondria.

8   Mathias Wullum Nielsen et al., "One and a Half Million Medical Papers Reveal a Link Between Author Gender and Attention to Gender and Sex Analysis," *Nature Human Behaviour* 1 (2017): 791-796, https://www.nature.com/articles/s41562-017-0235-x.

6장

1   Laura Kiesel, "Women and Pain: Disparities in Experience and Treatment," *Harvard Health Blog*, October 9, 2017, https://www.health.

harvard.edu/blog/women-and-pain-disparities-in-experience-and-treatment-2017100912562; Roger B. Fillingim et al., "Sex, Gender, and Pain: A Review of Recent Clinical and Experimental Findings," *Journal of Pain* 10, no. 5 (2009): 447-485. doi: 10.1016/j.jpain.2008.12.001; Bruce Becker, MD, and Alyson J. McGregor, MD, MA, "Article Commentary: Men, Women, and Pain," *Gender and the Genome*, 46-50. https://doi.org/10.1089/gg.2017.0002.

2　Justin L. Hay et al., "Determining Pain Detection and Tolerance Thresholds Using an Integrated, Multi-Modal Pain Task Battery," *Journal of Visualized Experiments* 110 (2016): 53800. doi: 10.3791/53800.

3　Robert E. Sorge and Larissa J. Strath, "Sex Differences in Pain Responses," *Current Opinion in Physiology* 6 (2018): 75-81. doi: 10.1016/j.cophys.2018.05.006.

4　Robert E. Sorge et al., "Different Immune Cells Mediate Mechanical Pain Hypersensitivity in Male and Female Mice," *Nature Neuroscience* 18, no. 8 (2015): 1081-1083. doi: 10.1038/nn.4053.

5　R. Y. North et al., "Electrophysiological and Transcriptomic Correlates of Neuropathic Pain in Human Dorsal Root Ganglion Neurons," *Brain* 142, no. 5 (2019): 1215-1226. doi: 10.1093/brain/awz063.

6　Joel D. Greenspan et al., "Studying Sex and Gender Differences in Pain and Analgesia: A Consensus Report," *Pain* 132, Suppl. 1 (2007): S26-S45. doi: 10.1016/j.pain.2007.10.014.

7　Elena H. Chartoff and Maria Mavrikaki, "Sex Differences in Kappa Opioid Receptor Function and Their Potential Impact on Addiction," *Frontiers in Neuroscience* 9 (2015): 466. doi: 10.3389/fnins.2015.00466.

8　Table 2 in Greenspan et al., "Studying Sex and Gender Differences in Pain and Analgesia."

9　JoAnn V. Pinkerton, MD, Christine J. Guico-Pabia, MD, MBA, and Hugh S. Taylor, MD, "Menstrual Cycle-Related Exacerbation of Disease," *American Journal of Obstetrics and Gynecology* 202, no. 3 (2010): 221-231. doi: 10.1016/j.ajog.2009.07.061.

10 Katy Vincent and Irene Tracey, "Hormones and Their Interaction with the Pain Experience," *Pain Reviews* 2, no. 2 (2008): 20-24. doi: 10.1177/204946370800200206.

11 Bruce Becker, MD, and Alyson J. McGregor, MD, MA, "Article Commentary: Men, Women, and Pain," *Gender and the Genome*, 46-50. https://doi.org/10.1089/gg.2017.0002.

12 Diane E. Hoffmann and Anita J. Tarzian, "The Girl Who Cried Pain: A Bias Against Women in the Treatment of Pain," *Journal of Law, Medicine & Ethics* 29 (2001): 13-27. doi: 10.2139/ssrn.383803; C. Noel Bairey Merz, MD, "The Yentl Syndrome and Gender Inequality in Ischemic HD," *Cardiology Today*, August 2011, https://www.healio.com/cardiology/news/print/cardiology-today/%7B7cff01d6-0b82-4d2e-a3c9-aea61a5c61ad%7D/the-yentl-syndrome-and-gender-inequality-in-ischemic-hd.

13 Joe Fassler,"How Doctors Take Women's Pain Less Seriously," *The Atlantic*, October 15, 2015, https://www.theatlantic.com/health/archive/2015/10/emergency-room-wait-times-sexism/410515.

14 Richard E. Harris et al., "Traditional Chinese Acupuncture and Placebo (Sham) Acupuncture Are Differentiated by Their Effects on μ-Opioid Receptors (MORs)," *NeuroImage* 47, no. 3 (2009): 1077-1085. doi: 10.1016/j.neuroimage.2009.05.083.

7장

1 Vascular Disease Foundation, "Every Five Minutes Someone Dies from a Blood Clot or Deep Vein Thrombosis," *ScienceDaily*, March 5, 2011, https://www.sciencedaily.com/releases/2011/03/110305105233.htm.

2 Yana Vinogradova, Carol Coupland, and Julia Hippisley-Cox, "Use of Combined Oral Contraceptives and Risk of Venous Thromboembolism: Nested Case-Control Studies Using the QResearch and CPRD Databases," *BMJ* 350 (2015). doi: 10.1136/bmj.h2135.

3 Practice Committee of the American Society for Reproductive Medicine, "Combined Hormonal Contraception and the Risk of Venous Thromboembolism: A Guideline," *Fertility and Sterility* 107, no. 1 (2016): 43-51. doi: 10.1016/j.fertnstert.2016.09.027.

4 Erin Wayman, "Hormone Therapy: A Woman's Dilemma," *Endocrine News*, November 2012, https://endocrinenews.endocrine.org/hormone-therapy-a-womans-dilemma.

5 R. B. Fillingim and R. R. Edwards, "The Association of Hormone Replacement Therapy with Experimental Pain Responses in Postmenopausal Women," *Pain* 92, nos. 1-2 (2001): 229-234. doi: 10.1016/s0304-3959(01)00256-1.

6 Kent D. Stening et al., "Hormonal Replacement Therapy Does Not Affect Self-Estimated Pain or Experimental Pain Responses in Post-Menopausal Women Suffering from Fibromyalgia: A Double-Blind, Randomized, Placebo-Controlled Trial," *Rheumatology* 50, no. 3 (2010): 544-551. doi: 10.1093/rheumatology/keq348.

7 Q. Yu et al., "[Comparison of the effect of fluoxetine combined with hormone replacement therapy (HRT) and single HRT in treating menopausal depression]," *Zhonghua Fu Chan Ke Za Zhi* 39, no. 7 (2004): 461-464, https://www.ncbi.nlm.nih.gov/pubmed/15347469.

8 Tam L. Westlund and B. L. Parry, "Does Estrogen Enhance the Antidepressant Effects of Fluoxetine?" *Journal of Affective Disorders* 77, no. 1 (2003): 87-92. doi: 10.1016/s0165-0327(02)00357-9.

9 Talal Alzahrani et al., "Cardiovascular Disease Risk Factors and Myocardial Infarction in the Transgender Population," *Circulation: Cardiovascular Quality and Outcomes* 12 (2019): e005597. doi.org/10.1161/CIRCOUTCOMES.119.005597; Louis J. Gooren, Katrien Wierckx, and Erik J. Giltay, "Cardiovascular Disease in Transsexual Persons Treated with Cross-Sex Hormones: Reversal of the Traditional Sex Difference in Cardiovascular Disease Pattern," *European Journal of Endocrinology* 170, no. 6 (2014): 809-819. doi: https://doi.org/10.1530/EJE-14-0011.

10   Sarah M. Burke et al., "Testosterone Effects on the Brain in Transgender Men," *Cerebral Cortex* 28, no. 5 (2018): 1582-1596, https://doi.org/10.1093/cercor/bhx054.

11   Hilleke E. Hulshoff Pol et al., "Changing Your Sex Changes Your Brain: Influences of Testosterone and Estrogen on Adult Human Brain Structure," *European Journal of Endocrinology* 155 (2006): S107-S114. doi: 10.1530/eje.1.02248.

8장

1   "Orders Regarding Burial of the Dead Body," al-Islam.org, https://www.al-islam.org/islamic-laws-ayatullah-abul-qasim-al-khui/orders-regarding-burial-dead-body.

2   Imam M. Xierali, PhD, and Marc A. Nivet, EdD, MBA, "The Racial and Ethnic Composition and Distribution of Primary Care Physicians," *Journal of Health Care for the Poor and Underserved* 29, no. 1 (2018): 556-570. doi: 10.1353/hpu.2018.0036.

3   Audrey Smedley and Brian D. Smedley, "Race as Biology Is Fiction, Racism as a Social Problem Is Real: Anthropological and Historical Perspectives on the Social Construction of Race," *American Psychologist* 60, no. 1 (2005): 16-26, https://psycnet.apa.org/buy/2005-00117-003.

4   Robert Wood Johnson Foundation, "Reducing Disparities to Improve the Quality of Care for Racial and Ethnic Minorities," *Quality Field Notes* 4 (2014), https://www.rwjf.org/en/library/research/2014/06/reducing-disparities-to-improve-care-for-racial-and-ethnic-minorities.html.

5   Elizabeth Chuck, "How Training Doctors in Implicit Bias Could Save the Lives of Black Mothers," *NBC News*, May 11, 2018, https://www.nbcnews.com/news/us-news/how-training-doctors-implicit-bias-could-save-lives-black-mothers-n873036.

6   American Heart Association, "Racial Disparities Continue for Black Women Seeking Heart Health Care," *Medical Xpress*, April 5, 2019, https://

medicalx press.com/news/2019-04-racial-disparities-black-women-heart.html.

7   Sandhya Somashekhar, "The Disturbing Reason Some African American Patients May Be Undertreated for Pain," *Washington Post*, April 4, 2016, https://www.washingtonpost.com/news/to-your-health/wp/2016/04/04/do-blacks-feel-less-pain-than-whites-their-doctors-may-think-so; Kelly M. Hoffman et al., "Racial Bias in Pain Assessment and Treatment Recommendations, and False Beliefs About Biological Differences Between Blacks and Whites," *Proceedings of the National Academy of Sciences* (April 4, 2016). doi: 10.1073/pnas.1516047113.

8   Joshua Aronson, PhD, "Unhealthy Interactions: The Role of Stereotype Threat in Health Disparities," *American Journal of Public Health* 103, no. 1 (2013): 50-56. doi: 10.2105/AJPH.2012.300828.

9   "Unequal Treatment: What Healthcare Providers Need to Know About Racial and Ethnic Disparities in Healthcare," *Institute of Medicine: Shaping the Future for Health*, March 2002, https://www.nap.edu/resource/10260/disparities_providers.pdf.

10 William C. Shiel Jr., MD, FACP, FACR, "Medical Definition of Hippocratic Oath," MedicineNet, reviewed on March 6, 2018, https://www.medicinenet.com/script/main/art.asp?articlekey=20909.

11 Laura Castillo-Page, PhD, *Diversity in the Physician Workforce: Facts and Figures 2010* (Washington, DC: Association of American Medical Colleges, 2010), https://www.aamc.org/download/432976/data/factsandfigures2010.pdf.

12 Isobel Bowler, "Ethnic Profile of the Doctors in the United Kingdom: A Diverse Group of Doctors Would Appreciate the Concerns of the Population Better," *BMJ* 329, no. 7466 (2004): 583-584. doi: 10.1136/bmj.329.7466.583; "Number of Registered Doctors in the United Kingdom (UK) in 2018, by Gender and Specialty," Statista, https://www.statista.com/statistics/698260/registered-doctors-united-kingdom-uk-by-gender-and-specialty.

13 Nicole Torres, "Research: Having a Black Doctor Led Black Men to Receive

More-Effective Care," *Harvard Business Review*, August 10, 2018, https://hbr.org/2018/08/research-having-a-black-doctor-led-black-men-to-receive-more-effective-care.

14 Somnath Saha, MD, MPH, "Student Body Racial and Ethnic Composition and Diversity-Related Outcomes in US Medical Schools," *JAMA* 300, no. 10 (2008): 1135-1145. doi:10.1001/jama.300.10.1135.

15 Brad N. Greenwood, Seth Carnahan, and Laura Huang, "Patient-Physician Gender Concordance and Increased Mortality Among Female Heart Attack Patients," *PNAS* 115, no. 34 (2018): 8569-8574. doi: 10.1073/pnas.1800097115.

16 Raynard Kington, Diana Tisnado, and David M. Carlisle, "Increasing Racial and Ethnic Diversity Among Physicians: An Intervention to Address Health Disparities?," in *The Right Thing to Do, the Smart Thing to Do: Enhancing Diversity in the Health Professions: Summary of the Symposium on Diversity in Health Professions in Honor of Herbert W. Nickens, M.D.*, ed. B. D. Smedley et al. (Washington, DC: National Academies Press, 2001).

17 Holly Mead et al., *Racial and Ethnic Disparities in U.S. Health Care: A Chartbook* (Washington, DC: Commonwealth Fund, 2008), 95, https://www.commonwealthfund.org/sites/default/files/documents/___media_files_publications_chartbook_2008_mar_racial_and_ethnic_disparities_in_u_s__health_care__a_chartbook_mead_racialethnicdisparities_chartbook_1111_pdf.pdf.

18 M. L. Martin et al., eds., *Diversity and Inclusion in Quality Patient Care* (New York: Springer International Publishing, 2016). doi: 10.1007/978-3-319-22840-2.

19 Jordan J. Cohen, Barbara A. Gabriel, and Charles Terrell, "The Case for Diversity in the Health Care Workforce," *Health Affairs* 21, no. 5 (September/ October 2002). doi: 10.1377/hlthaff.21.5.90.

20 C. Puchalski and A. L. Romer, "Taking a Spiritual History Allows Clinicians to Understand Patients More Fully," *Journal of Palliative Medicine* 3, no. 1 (2000): 129-137. doi: 10.1089/jpm.2000.3.129.

9장

1   M. B. Streiff et al., "Lessons from the Johns Hopkins Multi-disciplinary Venous Thromboembolism (VTE) Prevention Collaborative," *BMJ* 344 (2012): e3935. doi: 10.1136/bmj.e3935.

10장

1   American Well, "JeffConnect Puts Patients Face-to-Face with Their Doctor over Video," *PR Newswire*, April 10, 2015, https://www.prnewswire.com/news-releases/jeffconnect-puts-patients-face-to-face-with-their-doctor-over-video-300063915.html.

도서

- Boston Women's Health Book Collective. *Our Bodies, Ourselves*. Rev. ed. New York: Atria Books, 2011.
- Dusenbery, Maya. *Doing Harm: The Truth About How Bad Medicine and Lazy Science Leave Women Dismissed, Misdiagnosed, and Sick*. New York: HarperOne, 2018.
- Dwass, Emily. *Diagnosis Female: How Medical Bias Endangers Women's Health*. Lanham, MD: Rowman & Littlefield, 2019.
- Glezerman, Marek. *Gender Medicine: The Groundbreaking New Science of Gender- and Sex-Related Diagnosis and Treatment*. New York: Harry N. Abrams, 2016.
- Killermann, Sam. *A Guide to Gender: The Social Justice Advocate's Handbook*. 2nd ed. Austin, TX: Impetus Books, 2017.
- Legato, Marianne, ed. *Principles of Gender-Specific Medicine*. 3rd ed. Cambridge, MA: Academic Press, 2017.
- Mark, Saralyn. *Stellar Medicine: A Journey Through the Universe of Women's Health*. New York: Brick Tower Press, 2012.
- McGregor, Alyson J., Esther K. Choo, and Bruce M. Becker. *Sex and Gender in Acute Care Medicine*. New York: Cambridge University Press, 2016. doi:10.1017/CBO9781107705944.
- Perez, Caroline Criado. *Invisible Women: Data Bias in a World De- signed for Men*. New York: Abrams Press, 2019.
- Schenck-Gustafsson, K., P. R. DeCola, D. W. Pfaff, and D. S. Pisetsky. *Handbook of Clinical Gender Medicine*. Berlin: Karger Publishers, 2012.

인터넷 자료

- Canadian Institutes of Health Research-Institute of Gender and Health: http://www.cihr-irsc.gc.ca/e/8673.html
- Facility for Sexual and Reproductive Healthcare, "FSRH CEU Guidance: Drug Interactions with Hormonal Contraception(January 2017, last reviewed 2019)": https://www.fsrh.org/standards-and-guidance/documents/ceu-clinical-guidance-drug-inter actions-with-hormonal
- Food and Drug Administration, "Drug Trials Snapshots": https://www.fda.gov/drugs/drug-approvals-and-databases/drug-trials-snapshots
- PubMed, an online resource from the National Institutes of Health and National Libraries of Medicine providing millions of medical journal articles: https://www.ncbi.nlm.nih.gov/pubmed
- Society for Women's Health Research: https://swhr.org
- Women's Health Research at Yale University: https://medicine.yale.edu/whr

기구 및 조직

- American Medical Women's Association, Sex and Gender Health Collaborative: https://www.amwa-doc.org/sghc
- Cedars-Sinai Hospital, Barbra Streisand Women's Heart Center:https://www.cedars-sinai.org/programs/heart/clinical/womens-he art.html
- Centre de Recherche de l'Institut Universitaire de Gériatrie de Montréal, Cara Tannenbaum profile and deprescribing brochures: http://www.criugm.qc.ca/en/researchers/laboratory-directors/63-cara-tannenbaum.html
- European Society of Gender Health Medicine: http://www.gen dermedicine.org
- Food and Drug Administration, Office of Women's Health: https:// www.fda.gov/about-fda/office-commissioner/office-womens-health
- Foundation for Gender-Specific Medicine: https://gendermed.org

- Gendered Innovations at Stanford University: https://genderedin novations. stanford.edu
- Impact of Gender/Sex on Innovation and Novel Technologies:https:// www.igiant.org
- International Society of Gender Medicine: http://www.isogem.eu
- Karolinska Institute, Stockholm, Sweden: https://ki.se/en/re search/about-cfg
- Laura Bush Institute for Women's Health: https://www.sexand genderhealth.org
- Office of Research on Women's Health, National Institutes of Health: https://orwh.od.nih.gov
- Organization for the Study of Sex Differences: https://www.ossdweb.org

원격 의료 및 원격 서비스

- CVS Health virtual care offerings: https://cvshealth.com/news room/press-releases/cvs-healths-minuteclinic-introduces-new-virtual-care-offering
- JeffConnect at Jefferson University: https://hospitals.jefferson.edu/ jeffconnect/jeffconnect-telehealth-consulting.html

어플리케이션

- Google medical ID app: https://play.google.com/store/apps/de tails?id=app.medicalid.free&hl=en_US
- MediSafe app for tracking medications: https://www.medisafeapp.com
- Meds Agenda to organize meds and doses: https://apps.apple.com/us/app/ meds-agenda/id520098571

영화

- *Ms. Diagnosed: The Movie*: https://www.msdiagnosedfilm.com

용어

인명

도서 및 잡지

여자에게도 최고의 의학이 필요하다

초판 1쇄 발행 2022년 5월 15일

지은이 앨리슨 맥그리거
옮긴이 김승욱

편집 강소영
디자인 이수정
제작 공간

펴낸이 이진숙
펴낸곳 지식서가
출판등록 2020년 11월 18일 제2020-000158호
주소 서울시 영등포구 경인로 775 에이스하이테크시티 2동 1201-106호
전화 0502-413-0345
팩스 02-6305-0345
이메일 ideashelf@naver.com
블로그 blog.naver.com/ideashelf
인스타그램 instagram.com/ideashelf_publisher

ISBN 979-11-975483-2-1 03510